LA DYSPEPSIE

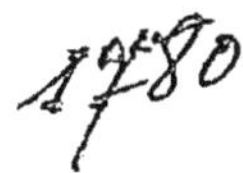

LA DYSPEPSIE

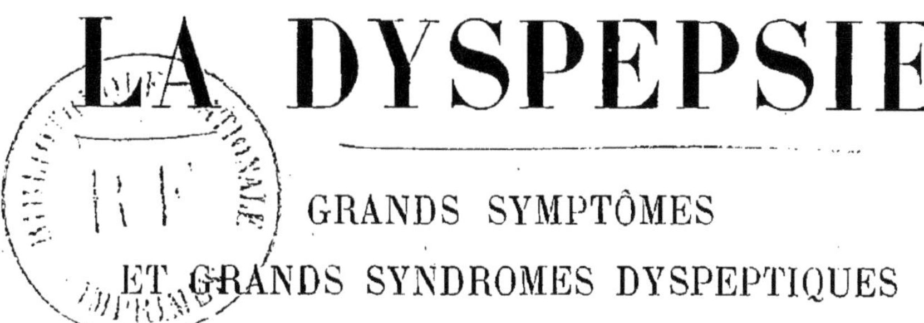

GRANDS SYMPTÔMES
ET GRANDS SYNDROMES DYSPEPTIQUES

DYSPEPSIES — DILATATION DE L'ESTOMAC
ASTHME, DYSPNÉE ET TOUX
AÉROPHAGIE — DYSPEPSIE ET TUBERCULOSE
AMAIGRISSEMENT ET ENGRAISSEMENT — SYPHILIS GASTRIQUE
APPENDICITE — RÉGIMES — ETC.

PAR

Le Dr Gabriel LEVEN

ANCIEN INTERNE DES HÔPITAUX DE PARIS

Avec figures dans le texte.

PARIS

OCTAVE DOIN ET FILS, ÉDITEURS

8, PLACE DE L'ODÉON, 8

1913

PRÉFACE

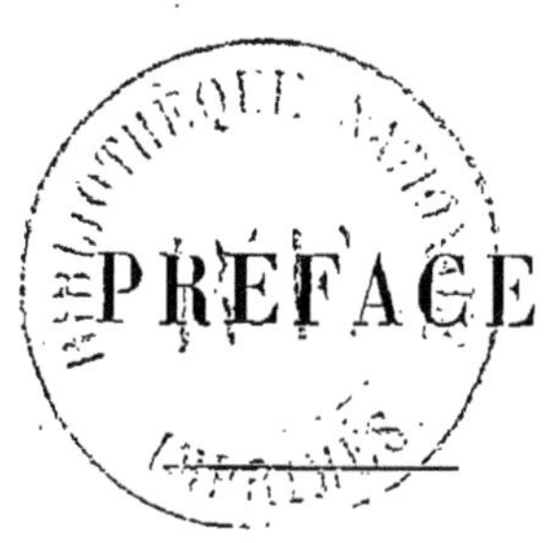

Depuis plusieurs années, à l'hôpital Tenon, puis à l'Hôtel-Dieu, le Dr G. Caussade a bien voulu me confier le soin d'organiser dans son service une consultation pour les maladies du tube digestif.

Ces consultations sont devenues peu à peu des leçons, car le nombre croissant des auditeurs, médecins et étudiants, m'obligeait à exposer, à propos de cas particuliers, la genèse du mal, son évolution, ses complications et son traitement.

A la demande de ces auditeurs, d'un commun accord avec M. Caussade, j'ai traité dans de nombreuses leçons les questions dont la mise au point était nécessaire pour l'exposé de certains chapitres de pathologie gastrique, qui méritaient une révision partielle ou des développements nouveaux.

Cette révision et ces développements doivent leur origine aux recherches et aux publications nombreuses que mon père a consacrées à la pathologie gastrique.

Cette pathologie gastrique, que tous les médecins trouvent si complexe, si pleine de difficultés et d'incertitudes, s'illumine de clartés nouvelles, lorsqu'elle est étudiée à la lumière des conceptions qu'il a développées dans une série d'ouvrages publiés entre 1879 et 1893.

Lorsque la notion du rôle qu'il a attribué au plexus solaire la domine, elle se dépouille de ses obscurités. Son étude est pleine d'attraits, car elle donne naissance à des applications thérapeutiques précises et efficaces.

L'enseigner est une satisfaction pour l'esprit, parce qu'elle possède les qualités et les attributs des vérités scientifiques, leur certitude et leur simplicité.

La dédicace de ce travail à la mémoire de mon père, dont l'enseignement et l'empreinte se retrouveront dans toutes ces pages, sera donc autant l'hommage légitime dû à un labeur fécond qu'un témoignage de reconnaissance filiale.

D'autre part, les recherches de radioscopie gastrique, que je poursuis depuis dix ans avec mon excellent ami G. BARRET, ont transformé un certain nombre de données classiques et ont apporté des notions nouvelles, que la clinique seule était impuissante à découvrir et dont le diagnostic et la thérapeutique ont tiré de grands avantages.

Les leçons réunies dans ce volume résument les sujets de pathologie gastrique, les plus propres à mettre en relief ces idées et ces notions nouvelles qui ont eu le don d'intéresser mes auditeurs de l'hôpital : ceux-ci m'ont encouragé à les publier.

Le Dr CAUSSADE, en me donnant dans son service l'hospitalité la plus large et la plus cordiale, a considérablement facilité ma tâche; sa bienveillance me fournit le moyen d'exposer le résultat de mes recherches; je tiens à lui exprimer la gratitude d'un ancien élève et d'un ami dévoué.

LA DYSPEPSIE

GRANDS SYMPTÔMES
ET GRANDS SYNDROMES DYSPEPTIQUES

I

LA DYSPEPSIE

Évolution des théories. — Étude critique du chimisme gastrique. — La dyspepsie est l'hyperesthésie du plexus solaire. — Dyspepsie simple et dyspepsie compliquée. — Dyspepsie syphilitique. — A un certain stade de son évolution, la dyspepsie ne se manifeste plus que par des symptômes extragastriques. — Étiologie de la dyspepsie : causes gastriques et causes extragastriques.

Lorsqu'en 1906, le Prof. HARTMANN (1) voulut bien me confier le soin de rédiger le chapitre *Dyspepsies*, pour le *Traité des Maladies de l'estomac* de mon regretté maître et ami SOUPAULT qui venait de mourir, sans avoir eu la satisfaction de terminer son ouvrage, je ne crus pas trahir la pensée de celui qui disparaissait prématurément, en formulant une

(1) Voir Préface du Prof. HARTMANN, in *Traité des Maladies de l'estomac* de SOUPAULT. (Paris, 1906, J.-B. Baillière et fils, éditeurs.)

définition de la *Dyspepsie* que je vous propose encore aujourd'hui, en la complétant cependant par quelques données essentielles.

Cette définition aurait été acceptée, dans son intégralité, par SOUPAULT, dont les idées doctrinales s'étaient peu à peu modifiées, sa foi dans le chimisme gastrique s'affaiblissant et les différentes classifications des dyspepsies lui semblant de moins en moins fondées sur des bases solides.

Je ne vous rappellerai point ici les fluctuations qu'a subies l'histoire de la dyspepsie; les classifications basées tantôt sur les altérations anatomiques (dyspepsie par gastrite), tantôt sur les troubles chimiques, ou encore sur les troubles moteurs. J'aurais à vous montrer le rôle de BROUSSAIS, de G. SÉE, de M. BOUCHARD, à l'origine de ces classifications; j'ai étudié longuement tous ces points dans le travail auquel j'ai fait allusion plus haut; aussi n'ai-je pas l'intention de reprendre maintenant cette étude critique, qui m'a conduit à adopter et à conserver la définition que je vous donnerai plus loin.

I

Le chimisme gastrique. — Étude critique.

Il me paraît cependant nécessaire de vous parler à nouveau du chimisme gastrique, à cause de son rôle prépondérant durant quelques années.

Les premiers observateurs, qui étudièrent l'état chimique de l'estomac dans les dyspepsies, constatèrent que des malades présentaient parfois des altérations très nettes du chimisme gastrique, tandis que d'autres avaient un suc gastrique normal ou à peu près normal. Ils considérèrent les uns comme atteints de dyspepsie nerveuse, les autres de dyspepsie chimique. Cette division très simple fut adoptée par la plupart des médecins.

En 1889, M. Hayem reprit, en la précisant, l'étude des fonctions chimiques de l'estomac, proposa une nouvelle méthode plus exacte pour l'analyse du suc gastrique et étudia avec plus de soin l'évolution de la sécrétion; enfin, il chercha à établir la signification de leurs troubles qu'il rattacha à des altérations glandulaires de la muqueuse gastrique. Pour cet auteur, en effet, toute modification du chimisme gastrique est l'expression d'un état anatomique de la muqueuse gastrique.

Il fut un temps où tout médecin, influencé par ces recherches, croyait qu'une analyse du suc gastrique dont les conclusions seraient indiscutables donnerait un diagnostic certain et des indications thérapeutiques adéquates à la sécrétion viciée.

Le chimisme gastrique paraissait à une époque où les contempteurs de la clinique, les partisans de la « Science pure », étaient heureux de trouver des renseignements précis, fournis par le laboratoire, à opposer aux récits parfois confus des malades. Il fut donc une période où l'on considérait comme une chose inutile l'interrogatoire des malades, où l'on ne prenait plus la peine de chercher les causes de la dyspepsie, d'en vérifier les manifestations.

« Faites analyser votre suc gastrique », disait-on à tous les dyspeptiques ! L'analyse faite, aux hyperchlorhydriques on prescrivait les alcalins et aux autres la médication acide.

Le chimisme gastrique a eu des heures brillantes; quelques-uns de ses défenseurs d'antan l'ont abandonné; il connaît peu à peu l'oubli. Méritait-il le triomphe, mérite-t-il l'oubli? Je vous laisse le soin de juger; je me contente de vous apporter les pièces du procès.

Tout d'abord, l'analyse peut ne pas être réalisable, faute de suc gastrique, et cette éventualité survient souvent dans les cas où l'analyse semble le plus nécessaire à ceux qui ont foi en ses résultats.

L'analyse est irréalisable, tantôt parce que le malade ne peut supporter le tubage, malgré toute sa bonne volonté : son pharynx et son œsophage, contractiles à l'excès, ne tolèrent pas l'introduction de la sonde; tantôt, parce que des spasmes ou des rétrécissements organiques rendent le malade incapable d'absorber le repas d'épreuve.

L'analyse est encore irréalisable, parce que le médecin n'ose pas introduire la sonde, se défiant d'un œsophage cancéreux et fragile, d'un estomac corrodé par un ulcère, d'un anévrysme aortique dont il ignore la résistance.

Ces craintes sont justifiées par des accidents mortels qu'il vaudrait mieux ne pas avoir à relater.

Supposons que, ces difficultés n'existant pas, le sujet puisse absorber le repas d'épreuve et être cathétérisé ensuite dans des conditions normales.

Il nous faut maintenant le chimiste.

Nous le trouvons aisément dans les villes, ce chimiste habile, bien outillé. Mais le médecin de campagne ne l'a pas à sa disposition; les réactifs nécessaires s'altèrent et ont besoin d'être vérifiés pour chaque analyse. Aussi est-il impossible de demander ce travail au pharmacien ou au chimiste qui n'a pas la pratique presque journalière de ces recherches.

Admettons, enfin, que le malade se soit prêté volontiers au tubage et que nous ayons en main les résultats d'une analyse bien faite par un technicien habile.

Allons-nous affirmer notre diagnostic d'après les données de l'analyse? Devons-nous espérer que notre diagnostic clinique doit se laisser confirmer ou infirmer par la nature du chimisme?

Les partisans du chimisme gastrique nous répondront : « L'hyperchlorhydrie, l'hypochlorhydrie et l'apepsie sont des données essentielles, capitales, permettant une classification des états dyspeptiques. L'analyse chimique a donc une valeur considérable. »

Je leur demanderai alors comment ils accordent leurs données avec des faits tels que les suivants :

1º Il y a des sujets normaux, digérant parfaitement, ne souffrant jamais de l'estomac, qui ont une hyperchlorhydrie parfois considérable;

2º Il y a des sujets hyperchlorhydriques très malades, ayant des crises gastriques très douloureuses, amaigris, que l'on guérit, dont les souffrances prennent fin, qui engraissent et dont le chimisme conserve le type hyperchlorhydrique après la guérison;

3º Il existe des sujets hypochlorhydriques, normaux cependant, et d'autres qui, devenus dyspeptiques, restent hypochlorhydriques, au cours de leur maladie et après sa terminaison.

Il nous reste, me direz-vous, l'apepsie et sa grande valeur séméiologique. Ici encore, je suis obligé de vous dire qu'un diagnostic ne peut être basé sur une formule chimique.

Laissez-moi vous en donner une preuve, choisie parmi un grand nombre d'autres semblables.

On adressa, il y a quelques années, à M. Caussade, un malade très amaigri, très pâle, anorexique, présentant des troubles dyspeptiques graves. En me le présentant, un externe du service me dit que le confrère, un chimiste distingué, qui recommandait le malade, nous avait envoyé une analyse du suc gastrique, avait constaté l'apepsie et formulé le diagnostic de cancer.

Je fis des réserves sur l'exactitude du diagnostic, en vous signalant que ce malade anémié pouvait avoir *un suc gastrique anormal*, parce qu'il avait un *sang anormal*, et qu'il était urgent de faire une analyse hématologique.

Le malade mourut si rapidement que l'examen du sang ne fut pas fait. L'autopsie montra l'intégrité de l'estomac et des lésions considérables de l'appareil hématopoiétique.

Je dois ajouter que le cancer gastrique peut évoluer chez des malades demeurant hyperchlorhydriques jusqu'à la fin.

Vous m'objecterez sans doute maintenant que, sans cathétérisme, on ignore si le liquide à jeun est un liquide de stase ou d'hypersécrétion.

La radioscopie est capable de vous renseigner sur la stase, en montrant que la traversée pylorique du bismuth dépasse les délais usuels.

La radioscopie décélera encore l'existence de liquide à jeun, sans stase, et vous montrera quelquefois l'apparition de la sécrétion qui se fait sous vos yeux, l'estomac étant vide, au début de l'examen.

Je vous apporterai encore un argument d'ordre thérapeutique. Le sous-nitrate ou le carbonate de bismuth, médicament sans action sur le chimisme gastrique, soulage aussi bien la dyspepsie de l'ulcéreux hyperchlorhydrique que la dyspepsie du cancéreux apeptique.

II

Définition de la dyspepsie.

M'appuyant sur les considérations passées plus haut en revue et sur celles que j'ai développées ailleurs, qui m'éloignent d'une définition anatomique, motrice ou chimique, je suis obligé de rattacher la dyspepsie à l'irritation des nerfs de l'estomac, à l'*hyperesthésie du plexus solaire*, et je vous propose donc la définition suivante :

La dyspepsie est *l'hyperesthésie du plexus solaire*, consciente ou non, accompagnée ou non de troubles moteurs, sécrétoires, trophiques gastriques, accompagnée ou non de symptômes extragastriques variables, qui peuvent, au cours de l'évolution de la dyspepsie, persister seuls, l'estomac paraissant normal.

Cette définition, qui vous paraît longue, sans doute, contient toute la pathologie gastrique en résumé, l'évolution de la dyspepsie, l'indication de ses manifestations bénignes ou graves; cette définition vous simplifiera toute la pathologie et toute la thérapeutique gastriques. Elle nous guidera au cours de ces leçons.

Le plexus solaire tient sous sa dépendance tout

le fonctionnement physiologique de l'estomac, toutes ses manifestations sensitives, motrices, sécrétoires, aussi bien que la nutrition de l'organe luimême. Son irritation, si nous consentons à adopter ce terme, son irritation, dis-je, devient le substratum du fonctionnement pathologique de l'estomac.

Les physiologistes connaissent le rôle de ce centre nerveux, ses connexions multiples avec d'autres centres, ses réactions sur ces autres centres. Et cependant, jusqu'aux travaux de mon père (1), les pathologistes avaient étudié l'estomac, en laissant dans l'ombre le plexus solaire. Cet oubli est, il me semble, la raison d'être de la confusion qui a régné si longtemps dans la pathologie des voies digestives, et cette opinion s'appuie sur une expérience personnelle déjà longue.

En faisant intervenir le plexus solaire dans la pathologie gastrique, l'étiologie de la dyspepsie se précise, ses conséquences se devinent, sa thérapeutique prend corps.

Le plexus solaire étant troublé dans son activité normale, toutes les fonctions gastriques, sécrétoires et motrices sont compromises; un trouble trop prolongé de ce plexus altère la nutrition du viscère et il n'est pas surprenant alors de constater les aspects successifs de la maladie, dyspepsie,

M. Leven, *Estomac et Cerveau*, 1884. — *La Névrose*, 1887. — *Système nerveux et Maladies*, 1893.

gastrite, ulcère, cancer peut-être, dont l'enchaînement est possible, fréquent, si cependant il n'est
ni nécessaire, ni constant.

Les sécrétions gastriques seront viciées aussi bien
que la musculature de l'organe, sans que ces vicia-
tions sécrétoires ou ces anomalies de la motilité
soient cause de la maladie. Elles en sont la
conséquence et leur importance n'est plus que
secondaire au lieu d'être capitale.

Vous m'objecterez peut-être qu'il est toujours
facile d'invoquer le rôle du système nerveux et
que cette conception recule les difficultés sans les
résoudre.

J'estime cependant qu'une théorie, qui permet
de comprendre l'enchaînement des faits morbides
et d'établir des notions thérapeutiques bienfai-
santes, doit renfermer une part de vérité suffisante
pour satisfaire l'esprit.

Est-ce à dire que je mettrai systématiquement
de côté le rôle de l'infection, de l'auto-intoxication
dans la dyspepsie, compliquée de troubles moteurs
ou sécrétoires? Non pas! Mais je me refuse à leur
faire la part trop belle, à admettre que l'auto-intoxication et l'infection expliquent tout, alors que les
symptômes secondaires, qu'on leur attribue généralement, peuvent s'observer au cours de la dyspepsie simple, de l'hyperesthésie gastrique pure sans
troubles moteurs, ni sécrétoires.

Si toutes les dyspepsies ont comme substratum
l'irritation, l'hyperesthésie du plexus solaire, il en

résulte que *toutes les dyspepsies sont nerveuses* et que je ne puis admettre la dénomination de dyspepsie nerveuse pour le seul groupe des dyspepsies dans lesquelles le chimisme gastrique paraît normal.

Je ne puis l'admettre davantage pour la dyspepsie des malades désignés sous le nom de psychopathes, qui sont des dyspeptiques de cause extragastrique, le plexus solaire étant influencé chez eux par le cerveau, toutes données sur lesquelles je vous fournirai plus loin des explications précises. La dyspepsie des psychopathes est une dyspepsie banale et n'est pas une entité morbide.

La dyspepsie est donc toujours la même dans son essence. Lorsqu'elle ne se traduit que par l'hyperesthésie solaire, nous parlerons de *dyspepsie simple*. Dans tous les autres cas, nous dirons *dyspepsie compliquée*, chacune des complications ou le groupement des complications ne modifiant pas essentiellement la dyspepsie préexistante ou concomitante.

III

Classification des dyspepsies.

Je vous proposerai donc le tableau suivant pour classifier et dénommer les dyspepsies :

DYSPEPSIES
- simples (sans troubles moteurs, ni sécrétoires).
- compliquées de
  - aérophagie.
  - dilatation et allongement gastriques.
  - spasmes (œsophagiens, médiogastriques, pyloriques).
  - chorée gastrique.
  - gastrite.
  - sténose médiogastrique ou pylorique organique.
  - ulcère.
  - cancer.
  - syphilis.
  - tuberculose.
- syphilitiques.

Cette classification diffère dans ses détails de celle que j'avais adoptée dans le *Traité des Maladies de l'estomac* de SOUPAULT : en effet, les complications dépendantes du chimisme gastrique sont passées sous silence, car j'ai renoncé, et pour le diagnostic et pour la thérapeutique, aux renseignements du chimisme; j'ai ajouté l'aérophagie, les spasmes, la chorée, après avoir reconnu la fréquence de ces manifestations et démontré l'existence de leurs aspects méconnus sans la radioscopie (1) (aérophagie discrète, chorée gastrique, etc.).

Vous êtes certainement surpris de noter dans cette classification la dyspepsie compliquée de

____

(1) *Bulletins de la Société de Thérapeutique*, 8 juin 1909.

cancer, de syphilis, si toutefois il vous paraît logique d'admettre que cancer et syphilis peuvent engendrer la dyspepsie.

Dans les leçons ultérieures sur les vomissements et sur la syphilis gastrique, vous trouverez la justification de cette opinion; vous vous rendrez compte de la dissociation des symptômes cancéreux ou syphilitiques et des symptômes dyspeptiques proprement dits.

_ Des observations vous montreront que la dyspepsie du cancéreux s'améliore, alors que le cancer évolue, et d'autre part, que le traitement mercuriel guérit les accidents gastriques syphilitiques, tandis que les accidents dyspeptiques vrais ne sont modifiés que par le régime alimentaire.

Dans cette classification, une place spéciale est réservée aux dyspepsies syphilitiques. Je vous exposerai dans la leçon sur la syphilis les arguments, qui démontrent l'existence de cette dyspepsie spécifique, curable par le mercure, sans régime alimentaire.

Toutes ces variétés de dyspepsies sont primitives ou secondaires, les dyspepsies primitives ayant une origine gastrique et les dyspepsies secondaires reconnaissant une origine extragastrique. L'étude de l'étiologie des dyspepsies me permettra de vous développer cette notion. Mais reprenons d'abord la définition de la dyspepsie, formulée plus haut.

La dyspepsie est l'irritation du plexus solaire, consciente ou non. Tantôt, en effet, cette hyperesthésie s'accuse par des manifestations plus ou moins douloureuses; le malade « sent son estomac »; il a des pesanteurs, des brûlures, des crises violentes, etc. Tantôt, cette irritation solaire est inconsciente, le malade ne percevant plus aucune manifestation gastrique. L'estomac ne réagit plus; l'excitation du centre solaire semble épuisée, à cause de l'ancienneté de cette excitation; le malade paraît supporter tous les écarts alimentaires; il « digère des cailloux », vous dit-il, quand vous l'interrogez. Or cette réponse doit vous instruire et vous apprendre que les réactions morbides ne sont plus au niveau du plexus solaire, mais dans des centres nerveux souvent lointains auxquels l'irritation s'est transmise.

Ce sont des névralgies intercostales, des crises douloureuses vésicales, des insomnies qui vous feront dire, lorsque vous connaissez le passé dyspeptique du malade, que les réactions extragastriques de la dyspepsie persistent seules. Si vous méconnaissez les liens qui unissent ces névralgies, ces accès de cystalgie, ces insomnies à la dyspepsie préexistante ou mieux existante en puissance et inconsciente, votre thérapeutique ne sera pas opportune et vous ne traiterez pas le mal dans sa cause; votre thérapeutique sera une thérapeutique de symptômes, inefficace.

Lorsque vous traitez ces manifestations extragastriques, en vous préoccupant de leur cause réelle, la dyspepsie, vous verrez reparaître, à un certain moment, assez rapidement parfois, la sensibilité gastrique proprement dite.

Cette réapparition des symptômes gastriques est d'un heureux présage; il faut le savoir et parfois en avertir le malade. Il semble que la maladie, en évoluant, franchisse à rebours les étapes qu'elle a suivies depuis son début.

Au chapitre des retentissements des dyspepsies se retrouvera, par conséquent, l'énumération complète de ces manifestations extragastriques. Ces explications successives justifient la longueur de la définition du mot dyspepsie; il était nécessaire que ma pensée tout entière fût enfermée dans cette définition.

IV

Étiologie des dyspepsies.

La dyspepsie peut avoir des causes gastriques et des causes extragastriques. Les premières seront comprises, sans être expliquées; les secondes ont leur origine dans l'intimité organique et fonctionnelle de tous les centres nerveux. La mise en jeu de l'excitabilité de tous les centres nerveux utéro-ovariens, intestinaux, cardiaques, respiratoires, celle de l'axe médullaire, du bulbe et du cerveau retentissent constamment sur le centre solaire et troublent l'équilibre nerveux de ce centre, créant ainsi la dyspepsie. Vous voyez ainsi comment les causes extragastriques sont peut-être plus nombreuses encore que les causes gastriques proprement dites et pourquoi les dyspepsies secondaires sont d'une extrême fréquence.

Vous pouvez prévoir les causes de la dyspepsie et ses conséquences, en ayant sa définition présente à l'esprit; n'est-il pas vrai que la lumière se fait peu à peu dans cette question des dyspepsies, si complexe sans l'intervention du rôle des centres nerveux?

CAUSES GASTRIQUES DE LA DYSPEPSIE

On devient dyspeptique en mangeant trop et parfois aussi, lorsque l'alimentation est insuffisante, en mangeant vite, en mangeant mal. Trop manger et manger vite se comprennent sans explications : la mastication insuffisante intervient pour une grande part dans l'éclosion de la dyspepsie, née de ces deux erreurs essentielles dans l'hygiène alimentaire.

Manger mal a besoin d'être commenté. Cela signifie tout d'abord que l'alimentation est de mauvaise qualité et déplaît au goût. Or, il est nécessaire que l'aliment plaise, pour que la digestion en soit facilitée; avant les travaux si intéressants de PAWLOW, l'existence des « sucs d'appétit » était familière à chacun de nous.

Manger mal, c'est encore manger en lisant, en travaillant, en téléphonant, en étant préoccupé par la gravité des conversations tenues à table, par un tête-à-tête pénible (dans un ménage désuni, par exemple). C'est encore se lever fréquemment de table au cours du repas, comme le font les ménagères, qui servent maris et enfants ou encore certains petits commerçants.

Je considère également comme mangeant mal ceux que leur profession (magistrats, boursiers) appelle à un travail intensif au sortir de table, aussi bien que ceux qui courent au théâtre après un repas hâtif. S'il y a des victimes de leur profession, il y a bien encore des victimes de leurs plaisirs.

Les erreurs alimentaires, qui créent la dyspepsie, sont parfois entièrement méconnues par ceux qui les commettent et un interrogatoire soigneux vous sera nécessaire pour les dépister. Tel malade vous dit ne boire que de l'eau; mais il en boit trois, quatre ou cinq verres par repas et souvent, c'est de l'eau glacée. Un autre vous dit ne jamais boire de vin et ne vous apprend pas qu'il boit du lait au repas : vous passerez à côté de la cause possible de sa dyspepsie, si vous ne cherchez pas à apprécier dans quelle mesure le lait du repas devient un facteur de suralimentation et, par conséquent, de dyspepsie.

Il est évident que des plats trop épicés, des boissons alcoolisées provoquent l'irritation du plexus solaire, aussi bien que l'abus de médicaments, laxatifs, purgatifs, fortifiants ou autres. A lire certaines ordonnances, on constate que les gastrites médicamenteuses, dont la fréquence a été démontrée par M. HAYEM, sont cependant encore ignorées par quelques médecins.

CAUSES EXTRAGASTRIQUES DE LA DYSPEPSIE

Si je me suis suffisamment expliqué sur la nature de la dyspepsie, si vous vous représentez bien les relations directes et indirectes de tous les centres nerveux avec le plexus solaire, vous concevez sans peine que l'énumération des causes extragastriques de la dyspepsie serait fastidieuse, si je tenais à la faire complète.

Je vous ai dit plus haut que la pathologie de l'estomac avait été comprise, avant les travaux de mon père, indépendamment des centres nerveux, qui commandent les fonctions et la nutrition de ce viscère. Dans ses travaux, il a démontré de plus que la pathologie de chaque organe devait être considérée comme indissolublement liée au centre nerveux dont il relève.

MANUEL LEVEN a eu le grand mérite de montrer qu'il était essentiel, pour interpréter la genèse et l'évolution des maladies, d'invoquer le rôle de ces centres nerveux et leurs actions réciproques dont les physiologistes démontrent chaque jour l'importance plus grande, en étudiant la multiplicité des associations fonctionnelles.

Ces associations fonctionnelles sont invoquées aussi bien par PAWLOW que par DE CYON, aussi bien par BAYLISS et STARLING que par V. PACHON. Dans une récente leçon, ce dernier physiologiste, professeur à la Faculté de Bordeaux, a, en effet, repris l'étude des associations entre organes d'un même appareil ou organes voisins, entre organes d'appareils divers ou organes éloignés et celle des associations d'organes avec leurs produits de fonctionnement (1).

Il n'y a que des maladies générales! Pour la simplification des exposés théoriques, il a été utile d'étudier la pathologie par petits fragments. Pour comprendre la dyspepsie, il est nécessaire de se livrer à un travail de synthèse, qui éclaire la pathologie digestive et la thérapeutique à laquelle l'organisme souffrant doit recourir pour triompher du mal.

L'irritation de tous les segments de l'axe encéphalo-médullaire est capable d'engendrer l'irritation solaire.

Le surmenage intellectuel, les émotions, les soucis, les états neurasthéniques, les névroses sont souvent à l'origine de la dyspepsie.

L'irritation des nerfs périphériques, à quelque domaine qu'ils appartiennent (nerf sciatique, nerfs

(1) *Presse médicale*, 6 avril 1912.

intercostaux, nerf facial), crée la dyspepsie, qui paraît souvent à la suite de névralgies périphériques traumatiques, ou *a frigore*, et je vous montrerai même, dans la leçon consacrée aux vomissements, que la douleur périphérique cutanée est capable de déterminer le vomissement.

L'irritation des nerfs sensoriels se transmet aussi parfois au plexus solaire. Infections aiguës, intoxications (plomb, tabac), les maladies chroniques, les maladies du foie, du rein, des voies urinaires, du cœur, les maladies des poumons, les maladies utéro-ovariennes, les chloroses, les anémies engendrent la dyspepsie.

Elles l'engendrent par l'intermédiaire des centres nerveux dont l'irritation locale est provoquée par ces divers états morbides et propagée directement ou indirectement au plexus solaire. Les causes agissantes sur le système nerveux sont multiples, sans doute, et l'irritation du centre nerveux primitivement atteint est, selon la maladie provocatrice, déterminée par l'action de toxines, de poisons glandulaires, de poisons exogènes, de troubles circulatoires, de l'auto-intoxication ou des altérations du sang, etc.

II

LES RETENTISSEMENTS DE LA DYSPEPSIE

Dyspepsie, œsophage et intestins : constipation, diarrhée, hémorrhoïdes, fissures anales. — Dyspepsie, foie et diabète. — Dyspepsie, reins, albuminurie, urines : albuminurie dyspeptique, les analyses d'urines, l'alimentation d'épreuve dans les recherches sur la nutrition. — Dyspepsie, cœur, palpitations, angine de poitrine : fréquence des accidents cardiaques chez les dyspeptiques; la mort subite. — Dyspepsie, toux gastrique, spasmes et ictus laryngés, bâillements, dyspnée, asthme. — Dyspepsie et affections cutanées. — Dyspepsie, obésité, goutte, rhumatismes chroniques : ces divers états pathologiques ne sont souvent que des retentissements de la dyspepsie; leur curabilité démontre qu'ils ne sont pas nécessairement des maladies constitutionnelles, héréditaires. — Dyspepsie, appareil génital et vessie. — Dyspepsie et retentissements nerveux proprement dits : maladie cérébro-gastrique de M. Leven, hyperesthésies sensorielles, migraines, vertiges, neurasthénie et hystérie. — Dyspepsie et hyperthermies : les fièvres prolongées non infectieuses.

Le mécanisme des associations fonctionnelles vous permet de prévoir les symptômes secondaires ou retentissements de la dyspepsie, aussi bien qu'il vous a permis d'imaginer les causes extragastriques de la dyspepsie.

Tous les centres et appareils nerveux sont impressionnés par l'irritation du plexus solaire, à des degrés divers, en des régions diverses, selon les sujets; nous avons le droit, pour expliquer ces localisations différentes des réactions, d'invoquer les méiopragies de POTAIN ou les sensibilités viscérales spéciales héréditaires que les travaux de CHARRIN nous ont fait connaître. Les facteurs à invoquer pour expliquer les symptômes secondaires à la dyspepsie sont nombreux. S'il est vrai que l'irritation nerveuse, transmise à d'autres centres nerveux, est à l'origine d'un grand nombre de ces symptômes, s'il en est de nature réflexe, il faut cependant incriminer encore, avec M. A. MATHIEU, l'élaboration insuffisante ou vicieuse des aliments, le déplacement mécanique des organes voisins, la viciation générale de la nutrition, etc.

Lorsque nous étudierons la dilatation de l'estomac, vous verrez que le relèvement du viscère modifie instantanément, dans certains cas, la fréquence et la force du pouls; vous comprendrez, avec la description de l'aérophagie, le mécanisme d'accidents cardiaques liés à l'existence de la dyspepsie, il est vrai, mais de nature spéciale, tant sont nombreuses et variées les manières d'être des réactions dyspeptiques.

I

Dyspepsie et Œsophage, Intestins, etc.

Tous les auteurs s'entendent pour décrire le retentissement de la dyspepsie sur l'intestin. L'influence de l'estomac sur l'intestin est telle qu'il n'est pas de dyspeptique ne présentant pas quelques symptômes intestinaux, constipation, diarrhée, ou encore des alternatives de diarrhée et de constipation, de la côlite muco-membraneuse, de la lithiase intestinale, des hémorrhoïdes. Il faut signaler encore les fissures anales et surtout les accidents spasmodiques anaux, qui ont de grandes analogies avec les fissures et qui guérissent sans dilatation forcée. Le spasme, en effet, intervient dans la majorité de ces symptômes secondaires, localisés sur le trajet du tube digestif. C'est à lui qu'il faut attribuer la sensation de corps étranger pharyngé ou œsophagien dont se plaignent parfois les malades; c'est le spasme pharyngé ou œsophagien qui provoque toute une série d'accidents, au cours de l'aérophagie, lorsqu'il n'est pas la cause déterminante de l'aérophagie.

Tous les centres nerveux abdominaux, ceux que Manuel Leven a décrits dans son livre *Estomac et Cerveau* (1884), ceux dont MM. Lœper et Esmo-

NET (1) ont abordé l'étude pour en préciser la topo·
graphie sont souvent le siège d'hyperesthésies, le
plus souvent liées à l'hyperesthésie solaire. Ces
hyperesthésies localisées donnent parfois lieu à des
erreurs de diagnostic, car leur localisation paraît
justifier, par exemple, des diagnostics d'appendicite et des interventions chirurgicales; nous retrouverons plus loin ces questions, dans la leçon consacrée à l'appendicite et à son diagnostic.

Il est utile de savoir que les malades, porteurs
d'hémorrhoïdes, sont nécessairement d'anciens dyspeptiques. Ils nient de bonne foi leur dyspepsie;
ils l'ont oubliée; l'interrogatoire serré vous convain-
cra de l'exactitude de cette opinion, toutes les
fois qu'une autre cause, locale ou générale, n'a pas
déterminé leur apparition.

Si j'insiste sur ce point, c'est que les hémorrhoïdes
sont de toutes les manifestations intestinales secondaires à la dyspepsie la plus fréquente, la plus
pénible souvent et aussi la plus curable, lorsqu'elle
est considérée non plus comme une maladie locale,
mais comme une conséquence de la dyspepsie;
c'est-à-dire lorsqu'elle n'est pas attaquée par une
thérapeutique locale, médicale ou chirurgicale.

(1) *Presse médicale*, 23 avril 1910, et thèse du Dr Marguerite WEIL, *Les
points douloureux abdominaux*, Paris, 1911.

II

Dyspepsie, Foie, Diabète.

Le foie souffre toujours, lorsque l'estomac est atteint. Les altérations hépatiques varient à l'infini, selon la durée, la gravité de la dyspepsie, selon l'importance des troubles sécrétoires et moteurs. La multiplicité des actions morbides intervient ici et il nous faut incriminer pour expliquer la tuméfaction douloureuse du foie (BOUCHARD), la cirrhose (HANOT et BOIX), les ictères, la glycosurie, le diabète, tous les facteurs invoqués à plusieurs reprises, toxines, auto-intoxications, troubles de la nutrition générale et souvent de simples réflexes agissant sur la circulation de la glande et sur ses fonctions glycogéniques ou biligéniques.

Vous devez toujours vous rappeler qu'un simple dyspeptique peut avoir un très gros foie, pour ne pas songer, sans discuter longuement le diagnostic, soit au cancer, soit à la cirrhose.

III

Dyspepsie, Rein, Albuminurie, Urines.

Pour le rein comme pour le foie, nous aurons à attribuer aux mêmes causes variées l'existence de

l'albuminurie simple minime et celle de l'albuminurie plus abondante, liée à une néphrite chronique.

M. A. ROBIN a étudié avec une grande précision
dans son *Traité des Maladies de l'estomac* tous les
faits relatifs au rôle pathogène des maladies de
l'estomac et à leurs retentissements sur les organes
et les fonctions. Il nous dit qu'il y a bien des incertitudes dans la pathogénie des albuminuries dyspeptiques et « que l'albumine excrétée est la partie de
l'albumine ingérée qui a échappé à la digestion et
qui constitue un véritable corps étranger dont le
rein dépure l'économie. Si cette fonction anormale
est trop longtemps prolongée, le rein finit par subir
des altérations structurales ».

La complexité de la question est extrême; elle
est toujours à l'étude.

Souvent chez les dyspeptiques, ayant de l'albumine, vous observerez les « petits signes », classiquement attribués au brightisme. Ne concluez cependant pas trop vite à l'existence d'une néphrite
chronique, car ces petits signes se rencontrent
parfois chez des dyspeptiques, sans lésion rénale,
sans albuminurie même.

CHRYSSOVERGIS (de Beyrouth), qui a tenté de
prouver l'origine dyspeptique des petits accidents
du brightisme (1), me paraît trop généraliser; car,
sans conteste, les « petits signes » sont le plus souvent d'origine urémique.

____

(1) *Semaine médicale*, 15 juin 1904.

L'analyse des urines vous renseignera sur l'utilisation des aliments, sur l'état de la nutrition générale, sur l'activité cellulaire des glandes annexées au tube digestif. Rappelez-vous que ces analyses ne sont utiles et utilisables que si vous connaissez le régime alimentaire du malade observé, que si l'analyse a été poursuivie deux ou trois jours ou, mieux encore, si elle porte sur le mélange des urines de deux ou trois jours.

C'est parce que, chez les dyspeptiques, les excrétions urinaires sont variables d'un jour à l'autre, avec le même régime, c'est parce qu'un même nombre de grammes d'aliments albuminoïdes fournis par de l'albumine végétale ou animale ne donne pas naissance à un nombre identique de grammes d'urée, même chez un individu normal, que toutes ces précautions sont nécessaires (1).

Depuis 1901, j'ai toujours préconisé l'emploi d'une alimentation d'épreuve dans les recherches sur la nutrition (2), pour diminuer les causes d'erreur dans l'interprétation des analyses et pour pouvoir comparer les recherches des différents auteurs, sur un même sujet.

Des considérations du même ordre m'ont conduit à critiquer les tableaux d'analyses urinaires comportant, en regard des chiffres trouvés pour une

---

(1) G. Leven, *Fixité du taux de l'urée chez des adultes normaux dont le régime alimentaire reste le même.* (Société de Biologie, 2 février 1901.)
(2) Société de Biologie, 30 mars 1901.

analyse déterminée, des chiffres répondant « à la normale ».

Les urines analysées provenant généralement d'un malade soumis à un régime alimentaire inconnu du chimiste, il n'est pas admissible que ce dernier établisse des comparaisons entre les résultats obtenus et des « urines normales » (1). Ces comparaisons effraient souvent le malade sans motif et déterminent des tentatives thérapeutiques injustifiées. En effet, si parfois l'urine examinée renferme une faible proportion de chlorures, c'est peut-être parce que le régime du malade est pauvre en chlorures; dans un cas semblable, il ne faudrait pas conclure à une rétention chlorurée. D'autre part, si l'excrétion phosphorique est abondante, à cause du régime suivi, il serait inopportun d'admettre une déperdition phosphorique pathologique.

Ces conclusions diverses sont du reste acceptées par les auteurs qui ont étudié la chimie des maladies de la nutrition, et Moreigne, Marcel Labbé, Morchoisne, etc., ont fait des remarques analogues.

IV

Dyspepsie, Cœur, Palpitations, Angine de poitrine, etc.

Le nerf pneumogastirque tient sous sa dépendance l'estomac, le cœur et le poumon. Cette

____

(1) G. Leven, *A propos des urines normales.* (Société de Thérapeutique, 11 octobre 1911.)

unique considération anatomique suffit à nous expliquer tous les retentissements cardiaques et pulmonaires des dyspepsies. POTAIN, M. BARIÉ, HUCHARD nous ont fait connaître l'importance des réactions de l'estomac sur le cœur et nous saisissons parfaitement le mécanisme des palpitations, de l'arythmie, de la tachycardie, de la bradycardie, de l'angine de poitrine des dyspeptiques.

Ces retentissements cardiaques et pulmonaires sont curables, lorsque leur origine dyspeptique n'est pas méconnue, et il est très vraisemblable d'admettre que lorsqu'ils ont eu une longue durée, les symptômes fonctionnels sont capables d'engendrer des altérations parenchymateuses du cœur ou du poumon; il est donc toujours nécessaire de les combattre dans leurs causes pour empêcher la production de dégénérescences organiques.

Ces retentissements cardiaques et pulmonaires, souvent de nature réflexe, peuvent être liés à l'aérophagie ou à la dilatation de l'estomac avec allongement du viscère. Nos recherches radioscopiques mettent en lumière le mécanisme des accidents liés à ces complications de la dyspepsie. L'expérimentation clinique nous fera saisir ce mécanisme dans les leçons consacrées à la dilatation de l'estomac et à l'aérophagie.

La fréquence des accidents cardiaques chez les dyspeptiques est si grande qu'HUCHARD nous a dit : « Quand un malade, non atteint de cardiopathie organique, se plaint du cœur, cherchez à l'estomac. »

On est tenté d'attribuer à la surcharge graisseuse du cœur une série d'accidents cardiaques observés chez les obèses. J'ai démontré (1) la constance de la dyspepsie chez les obèses; or ces obèses sont souvent de faux cardiaques et leur dyspnée d'effort, leur arythmie disparaissent, dès que la dyspepsie est traitée, avant toute perte de poids. Cette amélioration des symptômes cardiaques prouve que ces obèses ne sont pas atteints de cette surcharge graisseuse du cœur à laquelle on rattache souvent des symptômes sans gravité, de nature réflexe et dont la gravité serait réelle, s'il en était autrement.

Nous ne serons point surpris, lorsque nous verrons des dyspeptiques mourir subitement, la dyspepsie étant à l'origine d'une inhibition réflexe des centres circulatoires (LANCEREAUX). Cette explication donne la clef d'un grand nombre de morts subites, qui stupéfient par leur apparition chez des sujets qui semblaient jouir d'une bonne santé et qui souffraient d'une dyspepsie à symptômes discrets ou à symptômes extragastriques, dans bien des cas.

---

(1) G. LEVEN, *L'obésité et son traitement.* (J.-B. Baillière et fils, éditeurs, Paris.

V

Dyspepsie, Toux gastrique, Spasmes laryngés, Bâillements, Dyspnée, Asthme.

Que le dyspeptique ait de véritables crises de bâillements, parfois douloureux, qu'il ait des accès violents de toux, qu'il ait de la dyspnée minime ou forte, c'est tantôt aux causes réflexes qu'il faut attribuer ces symptômes, tantôt à l'aérophagie ou à la dilatation de l'estomac qui interviennent dans leur production, comme elles interviennent dans la genèse des manifestations cardiaques.

Nous étudierons dans une leçon consacrée à la Toux, à la Dyspnée et à l'Asthme gastriques ces symptômes dont l'intérêt est considérable. Je vous montrerai en effet plus tard la curabilité de nombreux états asthmatiques et la rareté de l'emphysème dont on exagère l'importance en pathologie.

Il est évident que la dyspnée du dyspeptique, pour n'isoler qu'un de ces symptômes, peut avoir une cause autre que celles passées en revue. Il vous faudra donc, par une analyse soigneuse des symptômes et de l'évolution, chercher la cause réelle de la dyspnée, qui sera parfois une dyspnée toxi-alimentaire, parfois une dyspnée brightique vraie. Malgré la fréquence extrême de la dyspnée du dyspeptique, légère ou forte, ayant les plus grandes analogies avec les dyspnées cardiaques ou pulmonaires, — puisque la dyspnée d'effort appartient, à mon avis, aussi bien à la dyspepsie qu'aux cardiopathies — ne posez donc pas, sans un examen attentif, le diagnostic de dyspnée dyspeptique.

Le dyspeptique peut avoir des accidents d'aspect redoutable, des spasmes laryngés avec ictus et perte de connaissance plus ou moins complète. J'ai observé des malades présentant ces symptômes et considérés comme tabétiques, qui ont vu disparaître définitivement ces accès après un traitement convenable.

VI

Dyspepsie et Affections cutanées.

S'il est un chapitre de pathologie où l'ère des discussions n'est pas close, c'est celui qui traite des rapports des dermatoses et des dyspepsies.

Après avoir méconnu longtemps l'influence indiscutable, considérable, de la dyspepsie sur les dermatoses, on tend à exagérer maintenant, en thérapeutique des maladies de la peau, le rôle du régime alimentaire, qui se restreint si bien que le malade se voit successivement privé d'une grande variété d'aliments.

Il ne reste pas moins vrai que certains sujets ont une sensibilité spéciale de la peau et du tube digestif, qui explique les poussées d'acné, d'urticaire, d'eczéma, après l'ingestion de tel ou tel aliment.

M. Jacquet a heureusement précisé le mode d'action du traumatisme gastrique sur les réactions cutanées; il a montré les dangers de la tachyphagie et de toutes les irritations gastriques dont le rôle nous paraît beaucoup plus certain que tant de causes invoquées, y compris l'anaphylaxie. Certains malades digèrent, par exemple, les œufs, lorsqu'ils sont prescrits durs, bien cuits, et qu'ils sont mâchés, alors que chez ces sujets l'intolérance de l'œuf était subordonnée à une anaphylaxie spéciale.

Ces constatations sont à signaler, aussi bien chez l'enfant que chez l'adulte, qui ne digèrent pas un œuf gobé et digèrent un œuf cuit suffisamment pour être mastiqué ou absorbé par petits fragments.

VII

Dyspepsie, Obésité, Goutte, Rhumatisme chronique.

Si les relations de la goutte et du rhumatisme chronique avec la dyspepsie sont admises par la plupart des auteurs, qui interprètent cependant ces relations de façons diverses, les liens qui unissent l'obésité à la dyspepsie sont, au contraire, moins évidents pour ces mêmes auteurs.

Et pourtant, avec MANUEL LEVEN, avec M. BOU-CHARD, nous pensons que ces rapports sont étroits, sinon constants. Il y a lieu de réserver une certaine place à l'obésité toxique avec P. CARNOT, aux obé-sités glandulaires, thyroïdiennes ou autres avec LÉOPOLD LEVI; mais nous croyons avoir dé-montré (1) l'origine fréquente de l'obésité dyspep-tique.

La clinique, l'expérimentation clinique mettent en évidence l'existence vraisemblable d'un méca-nisme nerveux régulateur du poids, qui a de nom-breuses analogies avec le mécanisme nerveux régu-lateur de la température. J'étudierai dans la leçon consacrée à l'amaigrissement et à l'engraissement des dyspeptiques les altérations de ce mécanisme, qui expliquent la pathogénie de la maigreur, aussi bien que celle de l'obésité

Ce mécanisme régulateur est compromis dans son fonctionnement, chaque fois que le centre solaire est irrité, et par conséquent, vous concevez sans peine comment la dyspepsie engendre l'obésité ou l'amaigrissement. Ces deux états, en apparence contradictoires, résultent aussi bien d'une dys-pepsie primitive d'origine gastrique que d'une dyspepsie secondaire, d'origine extragastrique.

(1) G. LEVEN, *L'obésité et son traitement.*

Cette pathogénie de l'obésité permet d'interpréter des variétés d'obésité inexplicables, si l'obésité est considérée comme uniquement dépendante de valeurs caloriques. Elle donne naissance à une thérapeutique de l'obésité qui détermine la réduction de poids, en « laissant le malade manger à sa faim, boire à sa soif, sans surmenage physique », formule que j'ai défendue récemment encore dans un article de *La Clinique* (1).

Obésité, goutte, rhumatisme chronique sont rangés parmi les maladies arthritiques, les maladies par ralentissement de la nutrition (BOUCHARD), les maladies par suralimentation (PASCAULT).

Or, en traitant la dyspepsie avec les données générales que je vous exposerai plus loin, on réduit le poids des obèses, on supprime les accès de goutte et la goutte chronique, on fait disparaître les tophi, on guérit toute une classe de rhumatisants chroniques avec déformations articulaires considérables (2). Nous sommes donc autorisés à supposer que ces états ne sont pas des maladies héréditaires, constitutionnelles toujours; qu'une définition assez précise peut en être donnée et qu'il serait possible de simplifier la terminologie, la pathologie et avec elle la thérapeutique, en groupant simplement ces aspects divers du mal dans le chapitre des retentissements de la dyspepsie.

---

(1) *La Clinique*, 8 avril 1911.
(2) G. LEVEN, *Rhumatismes chroniques d'origine digestive*, leçon résumée dans le *Journal de Médecine* de Paris, 8 janvier 1910. — *Hydarthrose périodique*. (Soc. Médicale des hôpitaux de Paris, 18 février 1910.)

Les obèses, les goutteux, les rhumatisants chroniques dont vous avez suivi l'évolution pathologique, dont vous avez constaté les progrès et la guérison qui se maintient, sont les meilleurs arguments, les plus vivants qu'il me soit donné d'invoquer pour étayer ces conceptions spéciales.

VIII

Dyspepsie, Appareil génital, Vessie.

Nous avons passé en revue la pathologie presque tout entière et nous avons considéré comme simples syndromes d'origine dyspeptique un grand nombre d'états morbides. Il est certain que ces divers états ont souvent une cause étrangère à la dyspepsie, et par exemple, des symptômes dont il n'a pas encore été question, la leucorrhée, des hémorragies utérines, des menstruations douloureuses, du vaginisme, sont déterminés souvent par une métrite infectieuse, par un fibrome, par une position vicieuse de l'utérus, etc.

Mais, lorsque la malade est une dyspeptique, si ces symptômes dépendent de l'irritation des centres nerveux utéro-ovariens, engendrée par l'irritation du plexus solaire, toutes les interventions locales, chirurgicales, légères ou graves (curettage, amputation du col, injections abondantes et fréquentes, etc.), non seulement n'améliorent pas la malade, mais en core exagèrent le mal. Le traitement de la dyspepsie est un facteur de guérison, lui seul, et c'est le seul.

Vous avez vu récemment une malade âgée de 39 ans, qui se plaignait d'avoir des mictions douloureuses continuelles, depuis seize mois. Son sommeil était constamment troublé par des envies d'uriner. Vous avez constaté avec moi qu'elle avait un estomac dilaté et allongé et que sa mauvaise dentition paraissait être un des facteurs de son mal.

Au lieu de la faire examiner localement, pour être renseigné sur l'état de la vessie, après vous avoir rappelé que la dyspepsie a des retentissements vésicaux, nous avons simplement traité l'estomac de la malade, en vous indiquant que l'origine dyspeptique des accidents vésicaux serait peut-être prouvée par leur amélioration.

Après quinze jours de soins, cette malade avait modifié son état dyspeptique et les mictions étaient moins fréquentes. Au bout de six semaines, elle dormait sans être réveillée par ce besoin impérieux et douloureux d'uriner dont elle souffrait depuis seize mois. Les mictions de la journée étaient normales comme fréquence.

Un exemple aussi intéressant retiendra votre attention et vous obligera, je le souhaite, à toujours penser à l'estomac, mais à ne l'accuser cependant qu'à bon escient.

Chez l'homme, la dyspepsie peut provoquer des

pertes séminales, des excitations génésiques anormales, aussi bien que la frigidité, des besoins fréquents d'uriner, la nuit, symptômes qui prennent fin lorsque l'hyperesthésie du plexus solaire est supprimée.

IX

Dyspepsie, Retentissements nerveux proprement dits.

Il devient indispensable de désigner sous le nom de retentissements nerveux « proprement dits » tous les retentissements nerveux de la dyspepsie, puisque les autres retentissements de l'hyperesthésie solaire sont aussi bien des retentissements nerveux.

En 1881, dans un mémoire intitulé *Maladie cérébro-gastrique*, lu à la Société de Biologie (séance du 17 octobre), Manuel Leven traçait une large ébauche des rapports de l'estomac et du cerveau. Il concluait ainsi : dans un certain nombre de cas... « pour arriver à guérir le cerveau, il n'est qu'une voie thérapeutique à suivre, il faut traiter l'estomac et l'on verra symptômes cérébraux et symptômes gastriques diminuer et disparaître simultanément. En traitant l'estomac, l'irritation de l'encéphale se calme peu à peu ; les facultés de l'esprit, pensée, attention, mémoire, volonté, redeviennent énergiques ; les troubles de sensibilité (hyperesthésie de l'ouïe, troubles visuels, etc.) et de mouvement (ictus, convulsions) diminuent; la peur des maladies disparaît et l'individu appelé hypocondriaque, névropathe, malade imaginaire, hystérique revient à la santé. »

La lecture de ces lignes m'évitera la peine de discuter longuement pour établir si la neurasthénie, née de la dyspepsie, diffère de la neurasthénie, accompagnée de symptômes gastriques.

Les auteurs s'attardent à cette discussion; quant à nous, nous admettons que la déséquilibration du système nerveux débute souvent dans le plexus solaire et se propage aux centres cérébraux, aux cellules cérébrales, aux centres nerveux des appareils sensoriels.

Dans quelques cas, au contraire, c'est dans la cellule cérébrale, irritée par le surmenage intellectuel, les soucis, les émotions, que naît l'irritation nerveuse transmise au plexus solaire, qui crée la dyspepsie de toutes pièces. A un certain stade de l'évolution morbide, les symptômes gastriques et cérébraux parviennent à un même degré de gravité : selon les malades, la scène pathétique est au cerveau ou à l'estomac; chez un même sujet, elle est tantôt à l'un, tantôt à l'autre, en rapport avec la phase de la maladie.

C'est de l'irritation de la cellule cérébrale que relèvent la neurasthénie, l'hypocondrie, les états de dépression ou de surexcitation, les psychoses, l'insomnie, les rêves, des accidents épileptiformes (convulsions chez les enfants), les phobies, les céphalées, les migraines, l'aphasie transitoire, observés chez les dyspeptiques et supprimés par le traitement de la dyspepsie.

Il est évident que tous les dyspeptiques ne deviennent pas neurasthéniques et qu'il leur faut, pour le devenir, certaines prédispositions héréditaires ou acquises.

La connaissance de toutes ces complications vous rendra d'immenses services dans la pratique de votre profession; vous n'attribuerez pas des vertiges parfois très violents à une artériosclérose trop souvent invoquée, sachant qu'il est nécessaire de dissocier l'influence possible de la dyspepsie; vous tenterez de discerner, si des céphalées dont la durée, la ténacité, la violence font craindre une tumeur cérébrale, ne sont pas de nature dyspeptique; vous guérirez des psychoses, en soignant l'estomac, chez des malades pour lesquels on redoutait l'aliénation mentale (1).

Que de bourdonnements d'oreilles (MÉNIÈRE), que de troubles oculaires (GRAND CLÉMENT), que de migraines ophtalmiques ont disparu avec la dyspepsie! Vous avez vu la déséquilibration nerveuse naître dans le plexus solaire et s'étendre au cerveau; vous pouvez affirmer qu'elle s'est propagée à l'axe médullaire et aux nerfs périphériques, lorsque le malade souffrira de névralgies multiples, quel-

(1) L. PRON, *Influence de l'estomac et du régime alimentaire sur l'état mental et les fonctions psychiques.* (Thèse de Doctorat. Paris, 1901.)

conques, mais surtout de névralgies intercostales et dorsales, de sensations anormales de brûlure et de froid dans le dos ou sur le corps entier, d'hy-peresthésies des membres, systématisées ou non, ces hyperesthésies étant la raison d'être d'un très grand nombre d'erreurs de diagnostic (1).

X

Dyspepsie et Hyperthermies.

L'irritation du plexus solaire est enfin même capable de déterminer des troubles de l'équilibre thermique, en influençant l'appareil nerveux régulateur de la température. Cette opinion paraît démontrée par ces hyperthermies plus ou moins longues, ressemblant aux fièvres infectieuses, à la fièvre typhoïde, etc.

Les recherches hématologiques, les séro-réactions diverses négatives aussi bien que l'analyse des symptômes cliniques démontrent qu'il s'agit d'états spéciaux auxquels la désignation d'hyperthermies convient mieux que celle de fièvres.

En effet, il s'agit d'un trouble de la régulation thermique, sans le cortège des modifications propres

(1) G. LEVEN, *L'hyperesthésie en pathologie générale et en clinique.* (*Bulletin médical*, 13 mars 1907.)

à la fièvre, c'est-à-dire, sans modifications précises dans la nutrition, dans la respiration, dans les tissus, dans les organes, dans la tension artérielle, dans les sécrétions, sans l'accompagnement du symptôme frisson, sans modifications du poids (1).

Vous ne devez pas ignorer ces hyperthermies qui ont un pronostic bénin, et qui, lorsqu'elles accompagnent, par exemple, un syndrome douloureux abdominal aigu, pourraient entraîner un diagnostic de péritonite que l'évolution démontrerait inexact.

(1) G. LEVEN, *Hyperthermie nerveuse chez la femme, par irritation du système nerveux utérin. Péritonisme.* (*Revue de Médecine*, mars 1900.)

III

LE SYMPTOME DOULEUR EN PATHOLOGIE GASTRIQUE

On peut être dyspeptique, sans souffrir et sans se plaindre de l'estomac. — Les deux douleurs gastriques : la douleur solaire et la douleur viscérale. — Dissociation de ces deux douleurs démontrée par la clinique, la thérapeutique et la radioscopie. — La douleur en broche n'indique pas nécessairement l'ulcère. — Variétés et Heures d'apparition de la douleur solaire. — Les douleurs tardives sont provoquées tantôt par des sténoses pyloriques organiques, tantôt par des spasmes pyloriques essentiels. — Les équivalents de la douleur : tension douloureuse, pesanteur, dyspnée, brûlures, tiraillements, faim, soif, état nauséeux. — La soif du diabétique dépend de la dyspepsie et non de la glycosurie. — Hyperesthésies cutanées.

L'étude de la douleur est un des chapitres les plus importants de la pathologie gastrique. L'analyse de ce symptôme nous fournira les éléments indispensables pour le diagnostic; les renseignements qui découleront de cette analyse auront une valeur bien plus grande que toutes les autres indications relatives aux vomissements, à l'amaigrissement, aux altérations de l'appétit, etc.

Il est donc essentiel de connaître tous les aspects, toutes les variétés, tous les caractères des douleurs gastriques; il faut savoir apprécier la valeur des localisations douloureuses, la valeur de leurs modes d'apparition et de disparition.

Toute cette étude a été profondément modifiée sous l'influence des enseignements de la radioscopie, grâce à laquelle G. BARRET et moi avons établi des dissociations, qui m'ont permis de décrire deux douleurs gastriques, les unes viscérales, les autres solaires, et de simplifier cette question si complexe des gastralgies.

Je vous montrerai que les données cliniques et thérapeutiques justifient cette division schématique et cependant vraie, division dont vous reconnaîtrez certainement l'importance et la réalité.

Avant d'aborder le sujet de cette leçon, il me paraît nécessaire de vous mettre en garde contre une opinion déjà ancienne, exposée par LASÈGUE et que vous retrouvez dans un grand nombre d'ouvrages classiques.

LASÈGUE a dit que « pour être dyspeptique, il faut souffrir et se plaindre ». Si vous vous souvenez de la définition de la dyspepsie que je vous ai donnée, vous vous rappelez qu'au cours de l'évolution de la dyspepsie les symptômes gastriques et les douleurs gastriques spontanées ou provoquées par la palpation du plexus solaire, au creux épigastrique, peuvent disparaître entièrement. Vous savez qu'à cette phase de l'évolution de la dyspepsie les symptômes extragastriques révèlent seuls l'existence de l'irritation du plexus solaire latente.

Vous n'ignorez pas que le plexus solaire dont l'irritation a trop duré cesse de réagir, parce que son excitabilité est épuisée et que le malade est cependant un dyspeptique, bien qu'il ne souffre plus de l'estomac.

Je vous ai montré que l'oubli de cette notion primordiale conduit à méconnaître l'origine gastrique des symptômes constatés (névralgies intercostales, algies variées, migraine, asthme, etc.) et à ne pas instituer une thérapeutique basée sur la pathogénie des symptômes, la seule efficace, la seule bienfaisante.

Nos malades ne souffrent pas de l'estomac, ne se plaignent pas de leur estomac; ils en vantent au contraire la tolérance, la résistance, l'insensibilité en présence des excès ou des écarts de régime, et cependant, ils sont dyspeptiques.

Les conséquences de l'aphorisme de Lasègue seront donc néfastes, puisqu'il vous fait méconnaître de nombreux dyspeptiques dont l'irritation solaire se traduit uniquement par l'irritation d'autres centres nerveux, atteints secondairement.

Lasègue n'aurait pas considéré comme dyspeptique ce malade, qui souffre, chaque jour, à la même heure, entre 4 et 5 heures du soir, de céphalée, de douleurs intercostales. Il n'aurait pas découvert la dyspepsie chez un autre qui, vers ces mêmes heures, se sent abattu, las de la vie, découragé, le cerveau hanté par des idées tristes, des idées de ruine ou de mort, alors que, quelques instants plus tard, la digestion achevée, il se retrouve joyeux, tranquille, confiant dans l'avenir.

Il aurait méconnu la dyspepsie de ces malades qui, à 11 heures du matin, à 5 heures du soir, à minuit ou à une heure du matin, sont pris de sensations de fringales douloureuses, susceptibles d'être accompagnées d'état syncopal, ou encore ont l'impression d'accès de fièvre ou l'impression d'un froid intense, dans le corps entier.

Les exemples pourraient être multipliés à l'infini, en les cherchant dans tous les domaines des retentissements des dyspepsies, c'est-à-dire parmi les symptômes extragastriques de la dyspepsie.

[

Les deux douleurs gastriques.

Les douleurs gastriques doivent être divisées en deux catégories, essentiellement distinctes, la *douleur solaire* et la *douleur viscérale* (1).

La douleur solaire est celle qui est liée à l'hy-

____
(1) *La Clinique*, 28 janvier 1910. (O. Doin et fils, éditeurs.)

peresthésie du plexus solaire; c'est celle qui se manifeste sous la forme de crises légères ou fortes, à des intervalles variables; c'est celle qui est exprimée par le malade en des termes différents, car la douleur proprement dite est parfois remplacée par des sensations de tension douloureuse, de pesanteur, de brûlures, de tiraillements analogues à ceux de la faim, par la dyspnée, etc.

Légère ou très vive, tolérable ou insupportable, alors même qu'elle a les caractères d'une « douleur en broche » qui transperce le malade, elle indique les degrés divers de l'hyperesthésie solaire. Elle n'a d'ailleurs pas, dans ce dernier cas, l'importance pour le diagnostic que CRUVEILHIER lui attribuait. En effet, la « douleur en broche » ne démontre pas nécessairement l'existence d'un ulcère gastrique; elle n'indique que le degré le plus élevé de l'hyperesthésie solaire. Aussi, ne vous laisserez-vous pas impressionner par l'acuité des phénomènes douloureux seuls, pas plus que par l'ancienneté des crises, tant que la douleur gastrique se localise, entre l'appendice xyphoïde du sternum et l'ombilic, sur la ligne médiane, sur le trajet du plexus solaire; tant que la douleur n'est qu'une *douleur solaire.*

Vous pourrez d'ailleurs vous assurer de son existence par une pression au creux épigastrique, qui éveille ou exalte la douleur solaire, en dehors des accès spontanément douloureux.

Mais, si le malade vous indique une zone douloureuse autre que la zone solaire, il devient indispensable de préciser par l'examen radioscopique la localisation de cette deuxième douleur sur l'estomac, soit sur le corps du viscère, soit au niveau de ses orifices, cardia ou pylore, ou encore sa localisation extragastrique.

La localisation du point douloureux en dehors de la région solaire, en dehors de la ligne médiane, faite sous le contrôle de l'écran radioscopique, démontrera l'existence ou l'absence de la *douleur viscérale*. Cette douleur constatée est presque toujours liée à la présence d'une lésion, ulcère, syphilis, cancer, tuberculose ou encore à l'existence de spasmes orificiels ou médiogastriques.

Lorsqu'il s'agit de *douleur solaire*, l'intensité de la douleur n'a qu'une valeur secondaire; au contraire, une *douleur viscérale*, même légère, doit retenir l'attention, puisqu'elle dénote généralement des altérations de l'organe.

La dissociation des « deux douleurs » est confirmée par l'observation clinique; elle l'est également par les données de la thérapeutique.

En effet, lorsque la douleur solaire est liée à l'allongement gastrique, il suffit de relever légèrement l'estomac, pour qu'elle cesse immédiatement; d'autre part, quand cette douleur solaire se traduit sous forme de dyspnée, le relèvement de l'estomac supprime de même la dyspnée. La « douleur-signal » dont je mets la recherche à profit, pour rechercher la dilatation gastrique, est essentiellement basée sur ces constatations. Nous en ferons l'étude complète dans la leçon consacrée à la dilatation de l'estomac.

Nous retrouverons enfin en étudiant la syphilis gastrique la preuve thérapeutique de la dissociation des « deux douleurs ». Je vous montrerai que le *régime alimentaire guérit les douleurs solaires* de la dyspepsie du syphilitique, tandis que la *douleur viscérale n'est modifiée que par le traitement iodo-mercuriel.*

En résumé, la douleur solaire, la première variété de douleur gastrique, indique la dyspepsie, et la douleur viscérale, deuxième variété de douleur gastrique, dénonce le plus souvent une lésion.

Il est toujours intéressant de constater avec quelle précision le malade localise la douleur viscérale, et cette constatation mérite d'attirer l'attention des médecins, qui ont une tendance à considérer comme névropathes les malades, qui localisent trop bien leurs sensations, alors que la radioscopie prouve presque toujours la réalité de ces localisations.

La *douleur viscérale* est le plus souvent une *douleur latérale*, mais il est impossible de préciser son siège, tant sont variées les situations de l'estomac dans l'abdomen.

Au cours de nos examens radioscopiques, vous avez vu des pylores au point de MAC BURNEY, et même au voisinage de la région inguinale droite; vous avez observé des bas-fonds de l'estomac derrière le pubis; il en résulte que je ne puis vous indi-

quer les régions où vous trouverez la douleur viscérale.

II

La Douleur solaire,
Variétés d'intensité et de fréquence
des crises.

Les sensations douloureuses liées à l'hyperesthésie solaire méritent d'être étudiées, tout d'abord
au point de vue de leur intensité, puis d'après
leurs heures d'apparition.

Tous les degrés dans la douleur peuvent être
observés. La jeune malade âgée de 23 ans que je
vous présente avait, il y a cinq jours, une crise
douloureuse solaire d'une violence telle que son
facies était tout à fait semblable à celui d'une
malade qui aurait eu une péritonite généralisée.
C'est une dyspeptique ancienne, malgré son jeune
âge, et des écarts de régime, chez cette malade en
pleine poussée de syphilis secondaire, ont suffi à
engendrer cette crise qui durait depuis quatre
jours, quand vous l'avez vue pour la première fois.
Le repos au lit et le régime lacté ont mis fin à cette
crise. En l'examinant le premier jour, la constatation de la douleur solaire, très nette, si vive que
le moindre contact du doigt, au creux épigastrique,
était intolérable, m'avait autorisé à faire le dia-

gnostic, malgré l'allure inquiétante des symptômes.

Ces formes aiguës, greffées sur un état chronique, ne sont pas rares. Elles entraînent souvent de graves erreurs de diagnostic.

Certains malades ont des vomissements verdâtres, au cours de l'accès; et le péritoine n'est cependant pas en cause, même dans ces cas particuliers.

Entre ces accès d'extrême violence et les accès atténués vous observerez tous les degrés intermédiaires.

Accès légers ou crises violentes apparaissent à des intervalles très variables. M. LEVEN cite dans son livre, *La Névrose*, les observations d'un malade dont les crises aiguës se reproduisaient trois fois par jour, depuis vingt-cinq ans; d'un second qui avait une crise, chaque nuit à 2 heures du matin, depuis deux ans; d'un troisième qui avait une crise, à 3 heures du matin, depuis sept ans.

Je n'insisterai pas sur la durée des accès, sur leur mode de production sous l'influence des erreurs de régime, des émotions, des fatigues.

Je vous indiquerai seulement qu'après l'accès, la palpation épigastrique ne révèle plus parfois qu'une sensibilité légère, tandis que la sensibilité spontanée peut faire complètement défaut.

Cette absence de sensibilité spontanée laisse le malade et souvent le médecin dans l'ignorance de l'existence du mal latent durant un temps variable.

HEURES D'APPARITION DES CRISES

L'heure d'apparition des crises a une importance capitale. Les crises qui ont leur maximum d'intensité ou qui se produisent aux heures où la digestion s'achève, où les aliments chymifiés franchissent le pylore, c'est-à-dire, celles qui paraissent vers 11 heures du matin, 4 à 5 heures du soir, 1 heure ou 2 heures du matin, sont liées à l'existence d'un obstacle pylorique.

Les douleurs tardives démontrent donc que la perméabilité du pylore est compromise; mais, contrairement à la majorité des auteurs, j'estime que ces *douleurs tardives dépendent très souvent de spasmes essentiels du pylore, indépendants de toute lésion :* l'ulcus n'est donc pas la seule raison d'être des douleurs tardives!

Vous avez vu souvent, à la consultation du vendredi, des malades dont les accès douloureux tardifs, très anciens parfois, étaient dus à des spasmes essentiels, au cours de la dyspepsie et vous avez observé que le bromure de sodium et le bismuth les guérissaient en quelques jours, sans régime alimentaire spécial, dans certains cas.

J'ai publié autrefois, avec G. Barret (1), à l'appui de ces considérations, l'observation d'un malade, soigné dans un service hospitalier, spécialisé pour les maladies de l'estomac. Le diagnostic

(1) *Presse médicale*, 2 juillet 1910, et *XIe Congrès français de médecine*, p. 148 et 149. (Paris, octobre 1910.)

porté était sténose pylorique avec ulcus. Les douleurs tardives, les vomissements et enfin le chimisme gastrique semblaient confirmer ce diagnostic. Le malade nous est confié pour un examen radioscopique; cet examen fut commencé et resta inachevé, à cause d'une suppression du courant électrique. Le malade rentra à l'hôpital. Il était guéri; il ne vomit plus dès cet instant, et tous les accidents prirent fin.

L'examen radioscopique avait eu une influence psychothérapique définitive. Il me semble que dans ce cas la nature spasmodique des accidents fût suffisamment démontrée.

Cette guérison immédiate prouve nettement que les accidents gastriques, paraissant provoqués par une sténose organique, n'étaient déterminés que par une sténose spasmodique essentielle (1).

Les douleurs tardives ont une localisation solaire et le plus souvent aussi une localisation viscérale, en rapport avec le siège de la lésion ou du spasme qui les engendre.

Mais le siège de la douleur viscérale varie évidemment avec les positions de l'estomac. D'où il résulte que les crises pyloriques, par leur localisation sur un pylore dévié et abaissé vers la droite, au voisinage du point de MAC BURNEY, peuvent être confondues avec des crises appendiculaires (2).

(1) Dr L. SALLES, *Sténoses spasmodiques du pylore.* (Thèse de Paris, 1910.)

(2) G. LEVEN et G. BARRET, Société de Radiologie médicale, 12 octobre 1909, et *Presse médicale*, 1er décembre 1909.

Enfin, ces douleurs sont essentiellement nocturnes, lorsqu'elles sont dues à des lésions spécifiques. Nous retrouverons cette notion très nette avec l'étude de la syphilis gastrique.

Ces mêmes douleurs pyloriques ont de telles analogies avec les crises de colique hépatique que vous serez souvent embarrassés dans votre diagnostic et que la radioscopie, l'étude prolongée du malade seront souvent nécessaires pour formuler un avis définitif.

III

Les équivalents de la douleur.

L'hyperesthésie solaire ne se manifeste pas seulement sous la forme de crises douloureuses plus ou moins vives; elle a encore des expressions variées, véritables équivalents de la douleur proprement dite. Ces équivalents révèlent l'existence de la dyspepsie aussi bien que la douleur elle-même. Ils ont donc une importance égale à celle de cette dernière.

Ces équivalents sont essentiellement : la tension douloureuse gastrique, la pesanteur gastrique, la dyspnée, les sensations de brûlures, de tiraillements, les sensations anormales de faim diminuée (anorexie) ou exagérée (fringales) et de soif, l'état nauséeux, etc.

TENSION DOULOUREUSE

La tension douloureuse a son siège au niveau du creux épigastrique; elle peut commencer avec l'ingestion des premières bouchées du repas et se prolonger parfois aussi longtemps que l'estomac n'est pas vide.

Chez quelques malades, elle se perpétue en dehors des heures de digestion; la sensation de tension ou de plénitude est alors continuelle. Son intensité oblige la femme à supprimer son corset et l'homme à laisser ouverte la ceinture du pantalon.

La radioscopie nous laisse entrevoir la raison d'être de cette tension douloureuse; en effet, elle existe presque exclusivement chez les aérophages. Vous savez que l'aérophagie détermine habituellement une distension notable de l'estomac et que parfois, au contraire, l'aérophagie ne distend pas l'estomac, tonique, spasmodique, contracté même. Lorsqu'il en est ainsi, la chambre à air est de petit volume; mais l'air emprisonné sous forte tension détermine des sensations pénibles, des accidents souvent graves, qu'on ne rapporte pas à leur cause, parce qu'on oublie que l'aérophagie ne distend pas tous les estomacs et que l'aérophagie discrète se produit sans déterminer du tympanisme gastrique.

Chez ces mêmes malades, la sensation de plénitude gastrique prolongée crée l'illusion de la plénitude réelle; ces malades s'imaginent digérer lentement, alors que la radioscopie montre que ces sensations sont illusoires. Leur estomac est vide, lorsqu'ils le croient encore rempli.

Nous invoquerons donc avec HERTZ (1) la tension intragastrique pour expliquer certaines douleurs; mais nous ne croyons pas comme lui que toute douleur gastrique suppose une augmentation de tension dans la cavité de l'organe.

PESANTEUR GASTRIQUE

La sensation de pesanteur ressentie à l'épigastre est, pour un grand nombre de dyspeptiques, une autre modalité d'hyperesthésie solaire. Son intensité, sa durée au cours ou en dehors de la digestion, sont variables comme celles de la tension douloureuse.

DYSPNÉE

Je ne vous parlerai pas aujourd'hui de cette variété de douleur gastrique, car vous trouverez dans la leçon sur l'asthme, la toux et la dyspnée gastriques l'étude complète de ce symptôme. Il faut cependant vous la signaler dès maintenant, car vous ne devez pas ignorer qu'en cherchant à déterminer la sensibilité épigastrique par la pression, certains malades ne vous répondront pas qu'ils

(1) *The Goulstonian Lectures on the Sensibility of the alimentary canal delivered at the Royal College of Physicians*, on march 14, 16, 21 — 1911, by ARTHUR F. HERTZ. (London 1911.)

souffrent, mais qu'ils étouffent; ils compareront la sensation éprouvée à celle que vous provoqueriez en leur serrant la gorge.

BRÛLURES, TIRAILLEMENTS

Les sensations de brûlures ou de tiraillements attribués à tort à la faim par les malades sont fréquentes aussi. Il en est de même de la sensation de boule, au niveau de la fourchette sternale, que vous observerez chez les dyspeptiques exempts de toute tare hystérique.

Les modes d'apparition et de durée de ces derniers symptômes présentent les mêmes variétés que ceux des autres équivalents de la douleur.

FAIM ET SOIF, ÉTAT NAUSÉEUX

La faim douloureuse et la soif sont encore des manifestations de l'hyperesthésie solaire. L'homme normal ne connaît pas les sensations de faim et de soif violentes, hors le cas où des intervalles anormaux existent entre les repas et le cas où la transpiration a été excessive.

Un grand nombre d'anciens dyspeptiques savent que leurs troubles gastriques vont reparaître, dès que leur faim devient trop vive, ou leur soif exagérée.

La soif est, même chez le diabétique, en rapport avec l'état dyspeptique. Elle persiste tant que le diabétique boit en excès; elle diminue ou cesse, lorsque le malade est invité à restreindre la consommation de liquides.

Si elle dépendait de la glycosurie seule, nous ne la modifierions pas, le taux de la glycosurie restant invariable.

Il est d'ailleurs, en pathologie, certains symptômes attribués à la maladie en cours et qui pourtant n'en dépendent pas.

C'est ainsi qu'on a décrit longtemps la diarrhée parmi les symptômes du début de la fièvre typhoïde; or, comme on use moins de la purgation aujourd'hui que dans le passé, on a reconnu que cette diarrhée était due à l'emploi des purgations et que les typhiques ont plus souvent de la constipation que de la diarrhée.

Les accès de faim et de soif apparaissent à certaines heures, comme les accès douloureux proprement dits; ils ont une durée variable; ils sont diurnes ou nocturnes. Ils sont souvent les plus violents, lorsque l'estomac est plein d'aliments solides et de boissons.

Ils doivent être considérés par vous comme des symptômes dyspeptiques, alors même qu'ils sont solitaires et paraissent indépendants de troubles fonctionnels gastriques.

L'anorexie, en dernier lieu, le dégoût de la nourriture, l'état nauséeux à la vue de l'aliment sont également des manifestations dyspeptiques, initiales parfois. L'anorexie du cancéreux est la conséquence de sa dyspepsie et non la conséquence du cancer; vous l'améliorerez, sans modifier le cancer. Vous savez, d'autre part, qu'il est des cancers gastriques, à forme boulimique (HANOT), tant il est vrai que la dissociation de la dyspepsie et du cancer gastrique est prouvée aussi bien par l'évolution pathologique spontanée que par les influences thérapeutiques.

IV

Hyperesthésies cutanées.

En étudiant les zones sensibles de l'abdomen, qu'il s'agisse de la palpation épigastrique, de la palpation de la région de MAC BURNEY ou d'une région quelconque, il faut toujours éviter de confondre l'hyperesthésie cutanée et l'hyperesthésie profonde.

La différenciation est quelquefois malaisée; elle est facile, lorsqu'il est possible de déplacer les téguments et d'entraîner ainsi la région douloureuse, à droite ou à gauche de la ligne médiane, s'il s'agit du plexus solaire, par exemple.

Les téguments déplacés, vous constaterez selon les cas que la pression profonde, à égale distance de l'ombilic et de l'appendice xiphoïde sternal, est devenue indolore ou encore détermine de la douleur. Vous distinguerez ainsi la douleur cutanée et la douleur solaire; si vous ne preniez pas cette précaution, l'hyperesthésie cutanée, exagérée par la pression, vous aurait trompés et vous auriez cru, à tort, à l'existence de l'hyperesthésie solaire.

Ces hyperesthésies cutanées, qui ont des sièges variés, sont sous la dépendance de l'irritation des centres nerveux abdominaux, dont les différentes localisations ont été précisées successivement par M. LEVEN, puis par LŒPER et CH. ESMONET.

Ces localisations cutanées multiples, qui dénotent habituellement l'irritation transmise du plexus solaire à d'autres centres nerveux abdominaux, plexus mésentériques, plexus hypogastriques, etc., sont trop ignorées des chirurgiens qui rapportent à l'organe voisin, appendice, ovaire, vessie, vésicule biliaire, des troubles sensitifs qui doivent disparaître sans l'intervention chirurgicale.

Les hyperesthésies cutanées peuvent du reste coexister avec les hyperesthésies profondes de ces centres nerveux. L'hyperesthésie de ces centres nerveux s'atténue et disparaît toujours en même temps que s'atténue et disparaît l'hyperesthésie solaire. Cette influence thérapeutique renseigne déjà sur la nature de ces crises d'hyperesthésies abdominales dont la violence est parfois considérable.

Leur acuité a les plus grandes analogies avec l'acuité des crises solaires, et si vous vous souvenez qu'au début de cette leçon, je vous ai montré une malade dont la crise solaire aiguë avait les allures d'une péritonite, vous comprendrez la nécessité de bien connaître les aspects émouvants de ces accès douloureux, pour ne pas s'alarmer à tort ou décider des interventions chirurgicales inutiles.

IV

LA DILATATION DE L'ESTOMAC

Le diagnostic de la dilatation gastrique ne doit pas être basé
sur la recherche du bruit de clapotage. — Définition et diagnostic radioscopiques de la dilatation. — Définition et diagnostic cliniques. — Le procédé de « la douleur-signal ». —
La dilatation et la ptose ne sont point identiques. — Importance
du diagnostic de la dilatation démontrée par la physiologie
pathologique. — Des symptômes attribués à l'auto-intoxication sont dus au tiraillement du plexus solaire. — Leur suppression instantanée démontre leur nature réflexe. — Thérapeutique.

De nombreux médecins croient l'estomac dilaté,
lorsqu'ils obtiennent un bruit de clapotage par la
percussion gastrique.

L'absence de ce bruit de clapotage leur démontre
que la tonicité et la capacité du viscère sont normales.

Lorsqu'ils ont perçu le clapotage, ils posent leur
diagnostic, en disant tantôt qu'il y a une ptose
gastrique, tantôt qu'il y a de la dilatation, car

ces deux termes leur paraissent des équivalents.

A côté de ceux qui recherchent systématiquement la dilatation, il en est d'autres qui ne prennent pas ce symptôme en considération, qui se refusent à lui reconnaître l'importance que les travaux du Prof. BOUCHARD et de ses élèves ont mise en lumière.

Je me propose de vous montrer dans cette leçon, en utilisant des recherches radioscopiques faites avec G. BARRET et en m'appuyant sur des considérations cliniques : 1º que le diagnostic de la dilatation ne doit pas être basé sur la présence ou l'absence du clapotage, qu'il doit reposer essentiellement sur la recherche de la « *douleur-signal* », *procédé clinique*, lorsqu'un examen radioscopique ne peut être pratiqué;

2º Que les mots de dilatation et de ptose ne doivent être employés, l'un au lieu de l'autre, que d'une manière purement conventionnelle;

3º Que la recherche de la dilatation gastrique mérite d'être faite chez tout dyspeptique examiné, tant est considérable le rôle de la dilatation dans les syndromes dyspeptiques. Cette notion subsiste, en effet, intacte et amplifiée même, au milieu des changements que les procédés d'examen modernes apportent à l'étude du diagnostic, de la physiologie pathologique et de la thérapeutique de la dilatation gastrique.

I

Définition et diagnostic de la dilatation gastrique.

C'est en 1907 que j'ai proposé, avec G. Barret, une définition de la dilatation de l'estomac, basée sur la radioscopie gastrique, après avoir établi préalablement qu'en se confiant aux définitions classiques et aux procédés habituels de diagnostic, on pouvait méconnaître des estomacs dilatés, ou considérer comme dilatés, des estomacs normaux, renfermant simplement un excès d'air, chez des sujets aérophages.

Les définitions anciennes sont essentiellement basées sur la recherche du bruit de clapotage et sur les limites extrêmes où se perçoit ce bruit.

Or, la radiologie nous a appris que l'estomac vivant a une forme essentiellement distincte de la forme classique, qui est celle de l'estomac du cadavre; elle nous a montré que les rapports de l'estomac avec la paroi du sujet vivant n'ont point d'analogie avec les rapports, enseignés à l'amphithéâtre ou sur la table d'opération, le sujet étant chloroformé et ayant l'abdomen entr'ouvert.

Il faut noter enfin que l'ombilic est un point de repère extrêmement variable et que toutes les limites passant par l'ombilic sont par conséquent imprécises.

Si le clapotage peut faire défaut, l'estomac étant dilaté, et je vous exposerai plus loin comment s'explique la disparition de ce bruit; si le clapotage s'observe chez les aérophages non dilatés; si, enfin le repérage de la localisation du clapotage perd son intérêt, à cause de la situation variable de l'ombilic, nous sommes autorisés à douter de la valeur des méthodes anciennes.

Il résulte de ces diverses propositions que nous devons chercher ailleurs les termes d'une définition et du diagnostic de la dilatation gastrique.

Nous avons essentiellement besoin d'une définition et d'un moyen de diagnostic cliniques. La radioscopie nous a permis de les établir en nous donnant les éléments nécessaires pour différencier l'estomac dilaté de l'estomac normal, en nous mettant à l'abri de toutes les causes d'erreur. Aussi étudierons-nous successivement la définition et le diagnostic radioscopiques, la définition et le diagnostic cliniques : pour la clarté de l'exposition, il est indispensable d'indiquer tout d'abord les enseignements de la radiologie.

Je rappellerai, au préalable, au clinicien, que le procédé de la *douleur-signal* le renseignera toujours sur l'existence de la *dilatation* et son degré; au radiologue, que l'*étude du remplissage* de l'estomac, observé radioscopiquement, *fournit seule le moyen d'affirmer si l'estomac est dilaté ou non.*

Il va sans dire que dans tous les cas où l'ectasie est considérable, où l'estomac s'étale dans une grande partie de l'abdomen, c'est-à-dire, dans les cas où la dilatation est déterminée par une sténose serrée du pylore, les procédés usuels sont suffisants pour poser le diagnostic.

II

Définition et diagnostic radioscopiques.

L'examen radioscopique montre l'estomac normal constitué par trois segments :

1º Le premier segment est représenté par la zône supérieure, sous-diaphragmatique, de forme ovoïde, sphérique, ou en dôme, selon les cas. La hauteur de cette zone varie avec l'état de vacuité ou de plénitude de l'estomac. Ce premier segment contient une cavité réelle dont l'existence constante est déterminée par la présence de l'air qui le distend : c'est la chambre à air gastrique;

2º Le deuxième segment, sous-jacent au premier, vertical ou légèrement oblique à droite, mérite le nom de segment long;

3º Le troisième segment est horizontal ou légèrement ascendant ou descendant vers la droite : c'est le segment juxta-pylorique. Lorsque l'estomac est vide, la portion tubulaire de l'estomac, représentée par ces deux derniers segments, ne contient

qu'une cavité virtuelle, qui ne deviendra cavité
réelle qu'après l'ingestion d'un liquide.

La tonicité musculaire physiologique est la raison
d'être de l'accolement des parois de la portion
tubulaire et de l'absence d'une cavité préétablie,
analogue à celle qui existe dans le segment supérieur, rempli d'air.

Si ces données sont exactes, il devient évident
que 30 ou 40 centimètres cubes de liquide absorbé
auront un niveau supérieur, qui atteindra la
chambre à air. La portion tubulaire sera remplie
par une quantité aussi minime, parce que ce tube
a un diamètre très réduit, *l'estomac adaptant cons-*
tamment ses parois à son contenu.

Toutes les observations confirment cette opinion
et l'on peut en déduire que le « remplissage immédiat » est la caractéristique la plus importante
de l'estomac normal.

Ce remplissage immédiat s'observe sur des estomacs courts ou longs, descendant parfois très bas
au-dessous de l'ombilic, cette longueur étant com-
patible avec une tonicité physiologique.

Il importe donc de noter, dès maintenant, que
la longueur réelle totale, mesurée en centimètres
de la limite du pôle supérieur au point déclive du
pôle inférieur, peut varier considérablement, sans
que l'on soit autorisé à considérer nécessairement
la longueur, comme une anomalie pathologique.

Nous parlons de longueurs réelles totales, parce que les variations de position du diaphragme, la brièveté ou la longueur du thorax modifient la situation de la limite supérieure de l'estomac. Il existe, par conséquent, des estomacs courts, descendant cependant au-dessous de l'ombilic et des estomacs longs ne dépassant pas ce point de repère, dont nous ne nous servons ici, que pour utiliser le langage usuel.

Quand l'estomac est dilaté, la tonicité musculaire est insuffisante pour réaliser l'accolement des parois dans la portion tubulaire; aussi l'estomac dilaté présentera-t-il une cavité réelle, préétablie, permanente, dans toute cette portion.

Il en résulte que le liquide ingéré s'accumule tout d'abord dans le fond de l'organe qu'il distend et que le niveau supérieur ne s'élève que peu à peu, proportionnellement à la quantité absorbée.

L'estomac dilaté se remplit comme un vase inerte, parce qu'il n'adapte plus ses parois à son contenu.

Nous avons vu que 30 ou 40 centimètres cubes paraissent remplir un estomac normal ou plus exactement que, pour cette petite quantité de liquide, le niveau supérieur est au contact de la chambre à air. Si nous voulons que le liquide s'élève aussi haut dans un estomac dilaté, l'ingestion de plusieurs centaines de grammes de liquide devient nécessaire.

En résumé, l'estomac dilaté sera défini d'après

son mode de remplissage : il y a dilatation de l'estomac, lorsqu'on observe, sur l'écran fluorescent, le mode de remplissage graduel de l'estomac.

Nous ne tenons donc aucun compte de l'existence ou de l'absence du clapotage, des dimensions du viscère et de ses rapports avec la paroi, pour définir la dilatation.

Il est certain que l'estomac dilaté présente habituellement certaines modifications de forme qui aident à le différencier de l'estomac normal, abaissement plus ou moins marqué de la portion juxta-pylorique au-dessous de l'orifice pylorique, aspect en crosse à concavité supérieure de cette région juxta-pylorique, diminution de l'énergie contractile de cette zone, etc., etc.

Tous ces éléments de diagnostic ne sont pas constants; ils varient avec le degré et l'ancienneté de la dilatation; ils n'ont qu'une valeur et un intérêt secondaires pour le diagnostic. En effet, ces déformations peuvent persister, lorsque l'estomac a retrouvé sa tonicité normale et exister lorsqu'il n'est pas dilaté. L'affaiblissement des ondes de contraction s'observe, par exemple, lorsque la paroi est altérée par des lésions cancéreuses ou autres, sans rapport avec la dilatation.

Il est nécessaire de savoir que l'estomac distendu par des gaz se remplit comme l'estomac dilaté; mais, dès que la distension cesse, cet estomac se remplit comme l'estomac normal. Ces deux modes de remplissage peuvent être observés sur un même estomac, au cours d'un examen, qu'il s'agisse d'un estomac distendu par un mélange effervescent ou d'un estomac d'aérophage, rempli d'air sous forte tension.

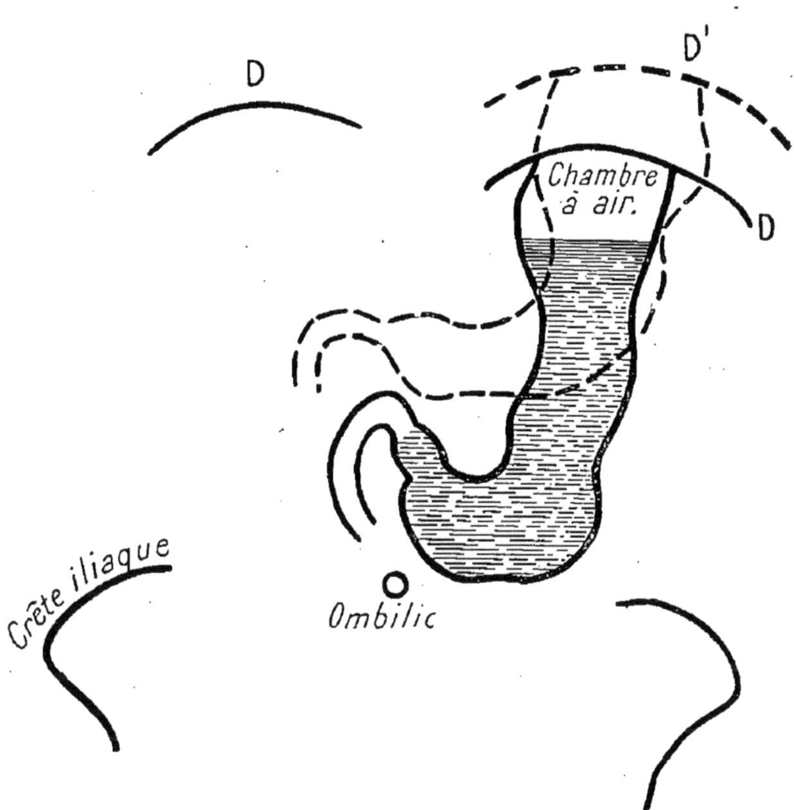

Fig. 1. — *Estomac normal conteuant 200 centimètres cubes de liquide. En traits pleins, estomac dans la position debout. En pointillé, estomac dans la position couchée. D D' diaphragme.*

En examinant la figure 2 qui représente un estomac dilaté, vous constaterez l'existence d'une biloculation ou d'un étranglement serré. Ces déformations s'observent lorsque le degré de dilatation est considérable. Ce sont des *biloculations tempo- raires*, déterminées par le poids de la masse liquide accumulée dans le fond de l'estomac, cette masse n'étant plus répartie sur toute la hauteur de la portion tubulaire.

Ces biloculations ne seront pas confondues avec des sténoses médio-gastriques, parce qu'il suffit de relever le fond de l'estomac pour les supprimer.

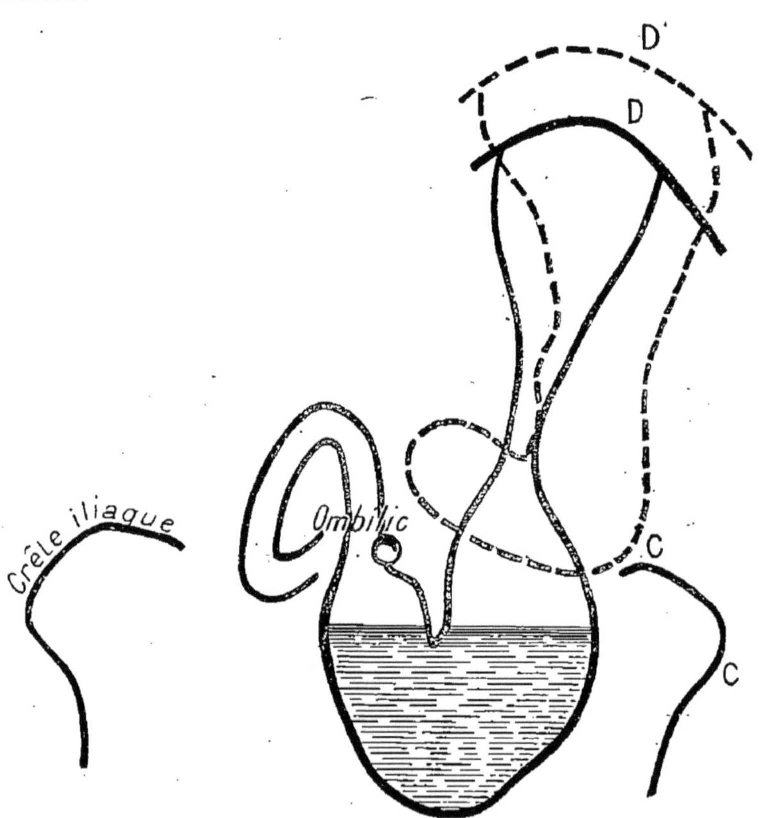

Fig. 2. — *Estomac dilaté renfermant 200 centimètres cubes de liquide.*
Même légende que pour la figure précédente.

L'estomac divisé en deux cavités par un étranglement semblable présente une cavité inférieure, remplie de liquide, communiquant d'autant plus difficilement avec la poche supérieure gazeuse, que l'estomac est plus rempli, la traction du fond plus énergique et le défilé plus serré.

Il est très vraisemblable d'admettre que l'absence de bruit de clapotage, dans certains estomacs très dilatés, trouve son explication dans cette particularité, l'examen étant fait en position debout. Une expérience montre que le relèvement de l'estomac modifie l'étroitesse de la communication entre ces deux cavités. Certaines malades (il s'agit presque toujours de femmes) sont capables, en respirant profondément, de provoquer par la pénétration de l'air de la poche supérieure dans la poche inférieure des bruits sonores, déterminés par le passage de l'air au niveau du point rétréci.

Dès que l'estomac est relevé, la région rétrécie s'élargit et la production de ces bruits anormaux est aussitôt supprimée.

III

Dilatation et ptose.

Tous les estomacs dont nous venons de parler, si considérable que soit leur allongement, si compromise que soit leur tonicité, ont leur pôle supérieur en contact avec le diaphragme.

Le dôme de leur chambre à air se moule dans la

concavité du diaphragme. Au cours de nos recherches de ces dix dernières années, nous n'avons
observé que très rarement des estomacs dont le pôle
supérieur n'était plus en contact avec le diaphragme.
Tout l'organe était donc, en totalité, abaissé; il
y avait ptose réelle. Or, nous ne disons pas qu'il
y a ptose rénale, lorsque le rein hypertrophié a
des limites inférieures abaissées; nous employons
le terme de ptose rénale, lorsque cet organe a quitté
sa loge. De même, « estomac ptosé » et « estomac
dilaté » doivent être différenciés radioscopiquement;
cette réserve faite, cette critique de mots posée,
j'accepterai pour la simplification du langage et
pour conserver des expressions passées dans l'usage,
l'emploi de ces deux termes pour signifier une
même chose.

Il fallait vous montrer qu'au point de vue
radiologique, la dilatation et la ptose sont · distinctes. Je dois cependant reconnaître que tous
les estomacs ptosés (1) sont des estomacs présentant une dilatation extrême.

Un grand nombre d'auteurs critiquent le terme
dilatation et veulent lui substituer le mot d'atonie,
d'insuffisance motrice.

Je dirai avec mon regretté maître SOUPAULT que
« ce mot peut être conservé, parce qu'il est consacré
par l'usage, et compris de tous les médecins de notre

---

(1) G. LEVEN et G. BARRET, *Diagnostic radioscopique de la ptose gastrique.* (Soc. de Biologie, 24 octobre 1903.)

époque. Il éveille dans leur esprit une série d'images cliniques ».

Conservons donc ce terme, appliquons le seulement à bon escient et ne diagnostiquons cliniquement la dilatation que si la « douleur-signal » nous fournit les indications que nous allons exposer maintenant.

IV

Définition et diagnostic cliniques
de la dilatation
basés sur la " Douleur-signal "

Il est aisé de définir et de diagnostiquer la dilatation de l'estomac, sans recourir à l'examen radioscopique, en utilisant notre procédé de la « douleur-signal » (1).

Ce procédé repose sur les données suivantes : l'hyperesthésie du plexus solaire, due aux tiraillements de ses filets nerveux par un estomac dilaté et allongé, prend fin dès que l'estomac est relevé et que cette traction est ainsi supprimée.

Chez tous les malades dont l'estomac est allongé et dilaté, vous pouvez provoquer une douleur vive,

_____

(1) G. LEVEN, *La Douleur-Signal.* (*La Clinique*, n° du 6 janvier 1911, et *Bulletin de la Société de Thérapeutique*, séance du 25 janvier 1911.)

en exerçant une pression au niveau de la ligne médiane, entre l'appendice xiphoïde et l'ombilic.

S'il est vrai que cette douleur, liée à l'hyperesthésie solaire, existe chez tous les dyspeptiques, sans dilatation gastrique, à des degrés divers, il est néanmoins certain que chez les malades qui nous intéressent ici, elle est supprimée complètement ou diminuée considérablement par le relèvement des régions déclives de l'estomac, si minime que soit ce relèvement, effectué sous le contrôle de l'examen radioscopique.

Dès que la main cesse de relever l'estomac, le viscère retombe, la douleur reparaît et le malade accuse une sensation très pénible : il a l'impression que le contenu de son abdomen s'abaisse.

Ces constatations radioscopiques ont donné naissance au procédé de la « douleur-signal » dont la précision est peut-être plus grande que celle de tous les autres procédés appliqués à la recherche des dimensions de l'estomac, le sujet étant en position debout.

La position debout exagère la traction gastrique et augmente si bien l'hyperesthésie solaire que certains malades, en position couchée, supportent la palpation épigastrique, sans ressentir de douleurs. Cette observation nous a conduit à commencer toujours nos palpations de l'abdomen, les malades étant en position debout d'abord et en position couchée dans quelques cas spéciaux seulement.

Le procédé de la « douleur-signal » cesse d'être applicable, lorsque le fond de l'estomac disparaît derrière le pubis, le relèvement devenant ainsi impraticable.

Dans ces conditions, il suffit de coucher le malade pour diminuer la douleur épigastrique, diminuée encore par le relèvement du siège, assez haut, pour que le contenu gastrique n'abaisse plus le fond de l'estomac. Dans cette attitude, la pression épigastrique la plus forte est souvent indolore, alors que la douleur reparaît, à mesure que le corps reprend la position horizontale, sur le plan du lit.

La recherche de la « douleur-signal » s'effectue de plusieurs manières. La plus simple, celle qui n'exige pas le concours d'un aide, est la suivante : le médecin se place derrière le malade, en position debout; de la main droite, il cherche à localiser le point le plus douloureux à la pression, dans la région indiquée plus haut.

Puis, avec le bord cubital de la main gauche, placée perpendiculairement à la paroi, il explore l'abdomen, de bas en haut, successivement à gauche de la ligne médiane, sur la ligne médiane, enfin à droite de la ligne médiane.

Ces explorations seront commencées à la limite inférieure de l'abdomen et dans ces trois régions, gauche, médiane et même droite, parce que l'estomac dilaté et allongé peut être dévié très loin vers la droite.

La région pylorique atteint, en effet, assez souvent le point de MAC BURNEY, et il en peut résulter de graves erreurs de diagnostic (1).

Au cours de ces manœuvres, la main gauche, qui déprime l'abdomen, parvient à rencontrer la limite inférieure de l'estomac. Ce contact détermine un soulèvement léger du viscère, immédiatement suivi de la diminution ou de la disparition de la sensibilité épigastrique, dont le malade est prié d'accuser les variations, pendant ces recherches.

La douleur reparaît aussitôt que la main cesse de soulever l'estomac. Il en résulte que la « douleur-signal », par sa suppression ou sa réapparition, nous démontre que nous avons trouvé les limites inférieures de l'estomac.

Toutes mes observations cliniques, basées sur la recherche de la « douleur-signal », ont toujours été corroborées par l'examen radiologique.

Je crois donc que cette méthode peut rendre de grands services dans la pratique médicale.

Comme vous vous en rendez compte maintenant, au point de vue clinique, définition et diagnostic se confondent. La « douleur-signal » nous autorise à appeler *estomac dilaté celui qui détermine l'existence de la « douleur-signal »*, dont les modes d'apparition et de disparition fournissent les éléments du diagnostic.

---

(1) G. LEVEN et G. BARRET, *La région pylorique atteignant le point de Mac Burney. Les faux diagnostics d'appendicite.* (Société de Radiologie médicale, 12 octobre 1909, et *Presse médicale*, décembre 1909.)

V

Importance du diagnostic de la dilatation démontrée
par la physiologie pathologique.

La physiologie pathologique de la dilatation de l'estomac démontre l'utilité d'une méthode de mensuration gastrique précise et simple, dont dépend une part essentielle de la thérapeutique de cette maladie.

En étudiant les effets du relèvement gastrique sur un certain nombre de symptômes, liés à la dilatation de l'estomac, j'ai observé leur disparition brusque, dès que l'estomac était soulevé. On sait qu'un certain nombre de ces symptômes sont considérés comme des symptômes toxiques, liés à la stase, aux fermentations gastriques, à l'auto-intoxication.

Leur disparition et leur réapparition accompagnant instantanément le relèvement et l'abaissement de l'estomac, il y a lieu de se demander, si le tiraillement du plexus solaire et des symptômes réflexes ne sont pas leur raison d'être, ou tout au moins, si cette pathogénie n'est pas justifiée, pour expliquer quelques-uns de ces symptômes. Du reste, MM. A. Mathieu et J.-Ch. Roux ont déjà invoqué ce même mécanisme.

Tous les malades, atteints de dilatation gastrique ancienne, ont un aspect spécial : joues creuses et pâles, yeux cernés; leur pâleur spéciale, dite pâleur des intoxiqués, est particulièrement intéressante. Ils ont une lassitude extrême et ont peine à se tenir debout. Or, le teint des malades se colore, leur physionomie se transforme, dès que l'estomac est relevé.

Leurs sensations de fatigue prennent fin; courbés auparavant, ils se redressent; la station debout est à nouveau supportée.

Ces changements d'aspect et d'attitude frappent toujours d'étonnement les médecins et les étudiants auxquels nous faisons constater ces modifications.

Si cette pâleur était une pâleur due à l'intoxication, nous ne la modifierions pas ainsi. Nous en dirons autant de l'asthénie, de l'attitude, etc.

Ces malades ont parfois une tachycardie extrême. Le relèvement de l'estomac détermine aussitôt des modifications du pouls et de la pression. Le pouls se ralentit et, dans certains cas, nous avons constaté des chutes de 120 à 90 et 80 pulsations par minute.

En même temps, la tension s'élève, perceptible à la main ou vérifiée avec le sphygmo-manomètre.

Dans d'autres cas, le pouls lent augmente de fréquence. Au cours de nos recherches expérimentales, nous avons pris la précaution de ne pas faire de compression en masse de l'abdomen, pour ne pas agir sur l'aorte ou les gros vaisseaux. Nous sommes certain d'avoir opéré en ne faisant intervenir que le relèvement de l'estomac.

D'autre part, des manifestations dyspnéiques peuvent être supprimées ou déterminées, dans ces mêmes conditions.

Enfin, la dilatation pupillaire que nous constatons chez nos malades, lorsque nous comprimons le plexus solaire, ne se produit plus, lorsque l'estomac est soulevé.

Ces observations diverses suffisent à prouver que, dans l'étude de la physiologie pathologique de la dilatation gastrique, il est nécessaire de faire intervenir les excitations du plexus solaire et d'accorder une part moins large aux théories toxiques.

Ces dernières sont basées essentiellement sur l'existence de la stase gastrique, chez les dilatés. Et cependant cette stase est rare, si tant est qu'elle existe; nos recherches radioscopiques nous ont, en effet, prouvé que la sténose du pylore, organique ou spasmodique, est sans doute la seule raison d'être de la stase.

VI

Thérapeutique.

Des notions thérapeutiques se déduisent aisément de tout ce qui précède.

Un estomac allongé et dilaté complique le tableau

morbide par l'irritation mécanique du plexus solaire qu'il détermine, irritation déjà préexistante, car la dilatation n'existe pas sans dyspepsie.

La dyspepsie dont l'essence est l'irritation du plexus solaire est intervenue pour altérer les sécrétions digestives, aussi bien que les conditions trophiques du viscère.

Lorsque la musculature perd sa tonicité, l'allongement et la dilatation se produisent et aggravent la situation.

Au dyspeptique, qui a un estomac dilaté et allongé, il convient de donner tout d'abord un traitement s'adressant à l'état dyspeptique et de compléter ce traitement, en modifiant la statique gastrique.

Il serait inopportun de nous occuper ici de la thérapeutique générale des dyspepsies, thérapeutique complexe qui découle de la conception que j'ai exposée ailleurs (1); il est cependant indispensable de rappeler que la dilatation de l'estomac est le plus généralement observée chez des malades, anorexiques ou insuffisamment nourris, comme MM. A. MATHIEU et J.-CH. ROUX l'ont démontré.

C'est, sans doute, le régime alimentaire insuffisant, prescrit aux typhiques par certains médecins, qui détermine la dilatation gastrique souvent constatée après la fièvre typhoïde.

Nous ne l'observons pas chez les malades alimentés

(1) M. SOUPAULT, *Traité des Maladies de l'estomac; Dyspepsies*, par SOUPAULT et G. LEVEN.

avec un litre et demi de lait pendant toute la période aiguë de la maladie.

Il est utile encore d'insister sur les dangers du régime sec, sur la nécessité de laisser boire les dilatés, en leur enseignant comment ils doivent boire.

Nous avons montré par nos expériences radiologiques (1) que les liquides absorbés, à jeun, franchissent l'estomac après un séjour de quelques minutes seulement.

Vous conseillerez donc au dilaté de boire 200 grammes de liquide une demi-heure avant le repas, et 100 grammes environ au cours du repas.

Le poids du contenu gastrique, permanent durant les quatre, cinq ou six heures que dure la digestion, sera ainsi diminué de ce poids de 200 grammes.

Boire deux ou trois heures après le repas paraît une pratique moins efficace, sinon nuisible, parce que l'estomac n'est pas vide après deux ou trois heures et que les sucs gastriques se trouvent ainsi dilués, à l'instant où leur concentration est le plus nécessaire.

La deuxième partie du traitement comprend le relèvement de l'estomac. Il ne faut guère compter pour le réaliser sur les résultats de l'intervention chirurgicale, destinée à relever la région juxta-pylorique.

____

(1) *Radioscopie gastrique et maladies de l'estomac.* (O. Doin et fils, éditeurs, Paris, 1909.)

G. Leven. — La Dyspepsie.   6

Les dilatations avec déformation du viscère doivent être traitées par le repos au lit plus ou moins prolongé, qui est un facteur essentiel de guérison. Ce séjour au lit réduira au minimum l'irritation solaire due à la traction gastrique.

Plus tard, lorsque l'amélioration paraît suffisante, quand le malade peut se lever, il faut lui conseiller l'emploi d'une pelote destinée à relever l'estomac et à le maintenir relevé.

Je préfère aux différents appareils connus une pelote conique, assez résistante, ayant environ 6 centimètres de hauteur, maintenue par une ceinture ou un appareil quelconque, et appliquée sur l'abdomen, pour réaliser ce relèvement.

Tous les appareils fixes nous semblent imparfaits, car l'estomac subit des déplacements transversaux assez considérables, déterminés par la réplétion gazeuse variable du côlon descendant.

Il est donc nécessaire que le malade puisse faire lui-même les applications de la pelote; elle ne sera utile que si le sommet du cône correspond exactement à la limite inférieure de l'estomac.

Il est par conséquent essentiel que le malade apprenne l'emploi du procédé de la « douleur-signal » pour pouvoir placer la pelote sans le secours du médecin.

C'est cette application systématique du soutien à la limite inférieure de l'estomac, qui différencie ce procédé thérapeutique des procédés si intéressants indiqués par GLÉNARD, auquel nous sommes redevables de tant de travaux importants sur les ptoses et leurs effets morbides.

Les considérations qui ont étayé notre opinion ont toutes été vérifiées radioscopiquement, ou mieux elles ont pris naissance au cours de nos recherches radiologiques.

La radioscopie avait, en effet, montré que tous les appareils, destinés à relever l'estomac, l'abaissent au contraire et que seule l'application d'une pelote dont la position est déterminée par la recherche de la « douleur-signal » sera susceptible de faire œuvre utile en relevant l'estomac, en supprimant les tiraillements du plexus solaire, qui engendrent la majorité des symptômes liés à la dilatation de l'estomac.

V

ASTHME, DYSPNÉE ET TOUX
GASTRIQUES

La toux, la dyspnée et l'asthme gastriques ont une très grande
fréquence. — Ces symptômes et ce syndrome guérissent, lorsque la dyspepsie est traitée. — Ils sont d'origine réflexe; ils
sont liés à la dilatation gastrique ou à l'aérophagie, selon les
cas. — La dyspnée peut être le seul signe révélateur de la dyspepsie. — L'emphysème n'a pas la fréquence que lui attri-
buent les cliniciens. — Étude radioscopique des malades, dits
à tort emphysémateux. — Leur gros abdomen et leur petit
thorax. — Thérapeutique.

Au cours de l'interrogatoire d'un dyspeptique,
vous m'entendez toujours demander au malade
s'il tousse, s'il a des étouffements, enfin s'il a des
accès d'asthme.

La toux, la dyspnée et l'asthme sont, en effet,
parmi les symptômes secondaires de la dyspepsie,
ceux dont la fréquence est la plus grande. Ces symptômes, toux, dyspnée et ce syndrome asthme
existent tantôt en même temps que la dyspepsie,

tantôt lorsque l'hyperesthésie solaire est latente. Ils paraissent donc à une époque de l'évolution dyspeptique où les symptômes extragastriques évoluent seuls, à un stade de cette évolution où les liens, qui les rattachent à la dyspepsie préexistante, ne paraissent pas évidents.

En reconstituant, d'après les données exposées dans les premières leçons, l'histoire pathologique du malade, vous rattachez sans peine le présent au passé et cette synthèse vous enseigne la thérapeutique utile pour guérir des malades atteints d'asthme depuis 10, 15 ou 20 ans, souffrant d'un mal dont on essaie de les consoler, en leur répétant que l'asthme est un « brevet de longue vie ».

Vous allez sans doute me dire que vous avez entendu souvent parler de toux et d'asthme gastriques. On en a même parlé, il y a fort longtemps, puisque BAGLIVI (né à Raguse en 1669, mort en 1706) connaissait l'asthme gastrique.

Vous ajouterez que tous ou presque tous les traités de pathologie gastrique leur consacrent quelques lignes et que POTAIN a expliqué la nature réflexe de cet asthme, attribué par HUCHARD à l'auto-intoxication alimentaire.

Cependant, si connus que soient de vous ces états pathologiques, vous m'accorderez néanmoins que l'on sait mieux leur existence théorique que leur réalité clinique, et comme ils ont une fréquence extraordinaire, comme ils sont rarement rattachés à leur cause, ne devons-nous pas en conclure que même leur existence théorique est un peu méconnue?

Passons rapidement en revue les lignes que les principaux traités de pathologie gastrique consacrent aux questions qui nous intéressent.

Étudions d'abord ce qui concerne la toux gastrique.

MM. HAYEM et LION (1) disent que la toux gastrique se rencontre chez les malades atteints simultanément d'une affection pulmonaire et d'une lésion stomacale. Elle est presque spéciale à la tuberculose...

« Une opinion très ancienne (MORTON, PIDOUX) considère le vomissement des phtisiques comme un phénomène purement mécanique, résultant des secousses de toux. Pour PETER, ces deux phénomènes ne se commandent pas. C'est l'excitation du pneumogastrique stomacal qui détermine la toux et les vomissements... ».

Pour M. ROBIN (2), « la toux gastrique constitue un des retentissements des dyspepsies que l'on est appelé à traiter fréquemment ».

MM. DEBOVE et RÉMOND (3) disent que « la toux gastrique peut être une complication pénible de la dyspepsie (BEAU, BUDD). La dyspepsie dont dépend cette toux peut être fruste. La possibilité

---

(1) HAYEM et LION, *Traité de Médecine et de Thérapeutique* de BROUARDEL-GILBERT, t. IV, p. 304.

(2) ROBIN, *Les Maladies de l'estomac*, 2e édition, 1904, p. 881.

(3) DEBOVE et RÉMOND, *Traité des Maladies de l'estomac*, p. 137.

de la confusion avec une affection thoracique ne doit pas permettre de passer ce symptôme sous silence ».

M. A. Mathieu (1) dit « qu'une toux nerveuse se montre chez les nerveux dyspeptiques : elle consiste en une toux sèche plus ou moins quinteuse. Cette toux réflexe ne diffère pas de la toux des tuberculeux, qui survient chez eux après le repas et amène si souvent le vomissement ».

Bourget (de Lausanne), Einhorn, Hemmeter ne consacrent dans leurs traités aucune mention à la toux gastrique.

M. J.-Ch. Roux (2) en reconnaît l'existence; mais dans sa description, c'est la toux émétisante des tuberculeux qui tient la place importante.

Cette courte énumération, très incomplète d'ailleurs, est destinée à montrer combien sont brèves les descriptions des états morbides que je vous exposerai et qui méritent cependant une place considérable dans la pathologie gastrique.

J'en ai esquissé l'étude dans le chapitre Dyspepsie du *Traité des Maladies de l'estomac* de Soupault et dans mon livre, *L'Obésité et son traitement*, car la toux, la dyspnée et l'asthme sont identiques chez les dyspeptiques, qu'ils soient obèses ou non.

---

(1) Mathieu, *Traité de Médecine* de Bouchard-Brissaud, 2e édition, t. IV, p. 248.

(2) J.-Ch. Roux, *Manuel des Maladies du tube digestif.* (Debove, Achard, Castaigne, 1907.)

Si la part faite à la toux gastrique est peu importante, la dyspnée, considérée comme symptôme dyspeptique, paraît à peu près ignorée; seul, Beau lui consacre une bonne description dans son Traité de la dyspepsie (1866).

Lorsque la dyspnée est décrite, c'est qu'il s'agit des cas où elle simule l'asthme (Coutaret, Debove et Rémond).

Quant à l'asthme gastrique, les uns le nient; d'autres trouvent impropre la dénomination d'asthme dyspeptique (Mathieu); d'autres, enfin, en reconnaissent l'existence et le nombre de ces derniers, qu'ils invoquent la théorie réflexe ou la théorie de l'auto-intoxication, est assez grand.

Je dis toux, dyspnée et asthme gastriques, car le traitement de la dyspepsie met fin à ces manifestations, si anciennes soient-elles.

Cette toux, cette dyspnée et cet asthme gastriques ont le plus souvent une origine réflexe, à point de départ stomacal.

Comment ne pas songer à invoquer le phénomène réflexe, plutôt que l'intoxication, lorsqu'on voit les symptômes dont je vous parle cesser en quelques heures.

L'alimentation est modifiée le soir; le malade n'a pas de crise d'asthme dans la nuit. A-t-il pu si rapidement éliminer tous les poisons, qui avaient provoqué des crises se renouvelant depuis des semaines?

N'est-ce pas le phénomène réflexe qui permet

seul de comprendre les observations de G. Sée (1), de Chomel, de Potain, rapportées dans les cliniques de la Charité, observations où les malades ont un accès de suffocation, immédiatement après l'ingestion de certains aliments?

J'ai observé des malades chez lesquels, pendant des mois, la première bouchée avalée faisait naître la dyspnée. Chez d'autres, au contraire, la dyspnée ne cessait que lorsqu'ils avaient pris un aliment, de même que parfois la migraine cesse après l'ingestion d'un aliment ou d'un cachet médicamenteux.

Quand nous voyons des malades dont la dyspnée est extrême, angoissante, lorsqu'il suffit de soulever le bord inférieur de l'estomac allongé et dilaté pour les soulager aussitôt, pour les entendre dire : « Enfin je respire! », n'avons-nous pas le droit d'affirmer que cette dyspnée est de nature réflexe?

I

La toux gastrique.

Cette toux se présente sous les aspects les plus divers. Elle a cependant des caractères spécifiques; elle cesse, quelle qu'en soit l'ancienneté, aussitôt

(1) G. Sée, *De l'asthme et des dyspnées*. (*Nouveau Dictionnaire de Médecine et de Chirurgie pratiques*. Paris, 1865.)

qu'un régime alimentaire est prescrit. Elle prend fin, dès que le relèvement de l'estomac dilaté et allongé est réalisé, lorsqu'elle est provoquée par la dilatation gastrique.

Elle s'observe à tous les âges : mon plus jeune malade avait 3 ans; le plus vieux était âgé de 70 ans.

Cette toux apparaît à des heures variables, le jour ou la nuit, dès le début du repas, ou dès qu'il est terminé; parfois encore vers la fin de la digestion, vers 11 heures du matin ou vers 5 heures du soir, vers minuit ou 1 heure du matin, si les repas sont pris à 8 heures du matin, midi et 7 heures du soir.

Ne dirait-on pas que je vous parle de l'heure d'apparition des accès gastralgiques tardifs?

Cette toux est souvent continue; elle est quelquefois modifiée par l'ingestion de l'aliment.

Tantôt elle existe seule, sans aucun symptôme dyspeptique proprement dit, tantôt elle accompagne d'autres manifestations gastriques ou encore alterne avec elles.

Un malade avait depuis cinq ans, de minuit à 3 heures du matin, des accès gastralgiques qui le tenaient éveillé. Certaines nuits, ces accès douloureux étaient remplacés par des quintes de toux qui duraient le même temps et paraissaient aux mêmes heures.

La toux gastrique est susceptible de durer un très grand nombre d'années. J'ai montré dans ce service un malade, qui toussa pendant vingt ans. Il habitait près d'une grande gare et rendait les fumées du chemin de fer responsables de sa toux. Il fut guéri en quelques jours et demeure guéri depuis plus de quatre ans et demi.

Cette toux s'accompagne parfois de chatouillements à la gorge, de sensations vertigineuses et, lorsqu'elle est très violente, un ictus peut survenir. On a le véritable accès d'ictus laryngé sur la nature duquel on se tromperait, si l'on ignorait qu'il est en pareil cas une simple complication de la toux gastrique.

Supposez que la toux gastrique paraisse chez un dyspeptique anorexique, amaigri, on sera bien vite tenté de croire que l'on a affaire à un tuberculeux, surtout si l'on accepte comme valables les schémas d'auscultation que F. BEZANÇON condamne si justement, à l'heure actuelle.

Si, imbus des idées dangereuses relatives à la nécessité de la suralimentation, vous suralimentez votre malade, vous exagérez la dyspepsie; la toux augmente et avec elle s'affermit la notion de tuberculose et combien à tort!

J'ai montré en 1908, dans une leçon faite à l'hôpital Tenon, un jeune homme qui m'avait consulté en mai 1902. Il toussait depuis deux ans et expectorait beaucoup. Il avait commis pas mal d'excès : sa mine était telle qu'au moment de l'ausculter j'étais certain de trouver des signes de lésions étendues.

Il était traité comme tuberculeux. Je l'ausculte; je ne trouve pas de lésions.

Après dix jours de soins, il avait cessé de tousser. Il n'a jamais toussé depuis ce moment. A chaque consultation, je vous présente des observations analogues à cette dernière, qui doit son intérêt exceptionnel au fait qu'il s'agit d'un malade observé depuis dix ans.

La dyspnée gastrique.

La dyspnée se présente sous les aspects les plus divers; je vous avais déjà tenu le même langage à propos de la toux.

Toute l'étude de la dyspnée pourrait être faite, en répétant ce qui a été dit de la toux et en remplaçant le mot toux par le mot dyspnée.

Comme la toux, la dyspnée n'a qu'un seul caractère spécifique, c'est sa disparition sous l'influence du traitement. Cette dyspnée est spontanée ou provoquée par la pression du creux épigastrique qui détermine, chez le plus grand nombre des dyspeptiques, une impression d'étouffement que les malades comparent à la sensation d'un serrement à la gorge.

Vous rechercherez toujours avec la plus grande douceur l'état de la sensibilité du plexus solaire par la pression du creux épigastrique, car cette pression détermine parfois une syncope, si l'hyperesthésie est extrême. En palpant un jour sans violence le creux épigastrique d'un malade, je le vis pâlir et défaillir : il s'agissait d'un malade qui avait les ictus laryngés dont je vous ai parlé plus haut.

Chez le plus grand nombre des dyspeptiques, la pression épigastrique provoque une douleur variable, légère, violente ou extrême. Cette même pression détermine chez certains une dyspnée, d'intensité variable, très légère, très violente ou telle qu'il y aurait, semble-t-il, danger à prolonger la pression.

Pour certains dyspeptiques, à estomac anciennement malade et ne réagissant plus localement, la dyspnée provoquée par la pression épigastrique reste le seul signe montrant que la dyspepsie est toujours présente.

Lorsqu'on la constate, on doit affirmer la dyspepsie; je vous ai démontré souvent la vérité de cette assertion.

La dyspnée gastrique spontanée a également une intensité variable à l'infini. Entre la dyspnée légère que nous connaissons tous et que l'on éprouve lorsqu'on a trop mangé ou mangé trop vite, et la dyspnée tellement forte que le malade a le sentiment de la mort prochaine, toutes les variétés peuvent être observées.

La dyspnée paraît dès le début du repas et se continue pendant toute la digestion; parfois elle ne survient que tardivement; parfois elle est diurne, parfois nocturne; elle est souvent continue.

Nocturne, elle éclate comme la toux, comme l'asthme, à la même heure, chaque nuit.

Il est bien inutile de s'évertuer à lui trouver des caractères pour la différencier des dyspnées des cardiopathies, de l'angine de poitrine. La dyspnée gastrique est parfois une dyspnée d'effort, et ressemble si bien à la dyspnée angineuse, que j'ai soigné avec mon ami le Dr M.-E. BINET (de Vichy) un malade, traité depuis deux ans pour de l'angine de poitrine et qui ne marchait plus sans dyspnée. Après un mois de traitement, il allait mieux; après trois mois de soins, il marchait une heure et demie sans fatigue, puis deux, trois heures et plus.

Il demeure guéri depuis cinq ans. Ce malade était un aérophage et l'aérophagie était un des facteurs de la dyspnée, mais non le seul.

Certains malades n'ont pas d'autre stigmate de dyspepsie que la dyspnée, et le plus généralement ils traduisent leur état par ces mots : « Je ne puis respirer à fond. »

Un fait mérite encore de vous être rapporté; c'est la production de la sensation de dyspnée par la pression d'une masse musculaire quelconque : il est cependant exceptionnel.

Il y a des dyspeptiques aérophages chez lesquels

la pression des téguments provoque l'éructation. Ces deux faits très curieux doivent évidemment être rapprochés.

Je vous ai montré récemment un exemple bien intéressant de dyspnée extrême, en examinant devant vous une institutrice âgée de 37 ans, que l'interne du service, Mlle Blanchier, nous avait présentée.

Cette malade, pâle, amaigrie, dyspeptique depuis plusieurs années, se plaignait essentiellement de dyspnée. Depuis plus d'une année, elle avait une oppression continuelle, qui n'était calmée que par le repos au lit. En recherchant par le procédé de la « douleur-signal » la limite inférieure de son estomac, à l'instant même où je relevai l'estomac abaissé, elle s'est écriée : « qu'enfin elle respirait ». Son visage, qui exprimait la souffrance, s'est éclairé d'un sourire; sa physionomie s'est transformée. Je vous ai prouvé qu'elle respirait aisément, parce que j'avais relevé son estomac, ét l'épreuve inverse, qui consiste à abandonner brusquement l'estomac, fut démonstrative. A l'instant même où je retirai la main qui comprimait l'abdomen, la malade a poussé un cri de souffrance : « j'étouffe! » nous a-t-elle dit; sa physionomie avait recouvré son aspect douloureux et angoissé.

La dyspnée paraît avoir dans des cas semblables une pathogénie bien spéciale. Elle est moins nettement influencée par les phénomènes de la digestion; elle n'apparaît plus aux heures où le travail de la digestion a son maximum d'activité. Enfin, vous la supprimez ou la provoquez par le relèvement ou par la chute de l'estomac.

III

L'asthme gastrique.

En 1904, dans mon livre sur l'obésité (1), j'ai décrit sous le nom de syndrome simulant l'asthme chez les obèses l'observation suivante :

J'ai vu pour la première fois M. A..., sous-chef de gare, le 18 juillet 1900, à la consultation de l'hospice des Enfants-Assistés, où l'on soignait son enfant. Il était âgé de 44 ans.

Il était gros, pesant 95 kilogrammes. Son teint rouge violacé, ses lèvres presque noires, sa dé-marche difficile, sa parole saccadée, tout son aspect dénotaient des troubles circulatoires et respiratoires intenses.

Il toussait depuis quinze ans, autant l'été que l'hiver. Les bronchites se succédaient; l'expectoration était abondante. Il avait une dyspnée continue si forte que parfois il n'osait traverser seul les voies du chemin de fer, craignant que l'étouffement ne l'obligeât à s'arrêter.

(1) *L'Obésité et son traitement*, p. 72 et suiv.

Il avait une grande dilatation de l'estomac, de la gastralgie, des alternatives de diarrhée et de constipation, des migraines et des vertiges très violents.

L'auscultation du poumon révélait l'existence de très nombreux râles humides, sibilants et ronflants. Le cœur et les reins étaient normaux.

Je lui prescrivis un traitement pour le faire maigrir, traitement basé essentiellement sur le repos et un régime alimentaire convenable pour tout dyspeptique, qu'il soit maigre ou obèse.

Le malade se reposa complètement pendant un mois. Après trois mois de traitement, il ne toussait plus, n'avait plus de râles dans les poumons, n'avait plus de dyspnée.

Au bout de six mois, il était guéri; il avait perdu 22 kilogrammes; il pouvait courir; les symptômes gastro-intestinaux avaient pris fin; son aspect était normal.

Cette guérison se maintient depuis plus de douze ans.

J'avais dénommé cet état : syndrome simulant l'asthme; ce malade était considéré par tous comme un emphysémateux, asthmatique, bronchitique. Cette observation vous apprendra tout d'abord qu'il faut être bien circonspect, avant de diagnostiquer l'emphysème; ce diagnostic d'emphysème se fait habituellement avec une trop grande facilité. N'êtes-vous pas comme moi frappés de la disproportion qui existe entre le nombre des cas d'emphysème diagnostiqués pendant la vie et le petit nombre des autopsies où on le constate?

Si le malade avait eu de l'emphysème et on aurait pu le croire ou le craindre, surtout après vingt ans de maladie, je ne l'aurais certes pas guéri.

Elle n'aurait pas guéri non plus cette malade qui souffrait de bronchites à répétition, d'accès d'oppression nocturnes caractérisés par leur apparition à une heure du matin, par une respiration sifflante, par une véritable crise nerveuse à la fin de l'accès.

Deux de nos maîtres des hôpitaux ont connu et soigné ses accès, qu'ils ont traités classiquement sans les faire disparaître, ni même les atténuer.

Depuis quatre ans, malgré les froids de l'hiver, malgré les brouillards, elle ne tousse plus; elle respire facilement, elle marche sans dyspnée; enfin elle dort, depuis le début du traitement, sans un seul accès, malgré la suppression des poudres, des médicaments réputés antiasthmatiques.

Depuis 1900, depuis la guérison de mon premier asthmatique obèse, je me suis enhardi et j'appelle asthme vrai, ce syndrome que j'avais appelé syndrome simulant l'asthme chez les obèses.

Il s'agit bien de l'asthme vrai, de l'asthme essentiel de Laënnec, de la névrose qui est tantôt pure, tantôt compliquée de bronchite, de catarrhe.

En effet, parmi les asthmatiques traités, il y y en avait de maigres; il en était qui n'ont pas maigri et d'autres qui ont même engraissé, sans que l'asthme reparaisse.

C'est ainsi que M. C..., employé de banque, âgé de 55 ans, n'a pas vu se modifier son poids au cours du traitement.

Le 1er juillet 1905, il pesait 91 kilog. 300. C'est un homme de grande taille, d'une carrure exceptionnelle; son poids n'est donc pas excessif. A sa première visite, il me raconta que, depuis l'âge de 30 ans, il a des quintes de toux d'une extrême violence avec perte de connaissance.

Depuis quinze ans, il avait des crises d'asthme nocturnes. Le poumon était rempli de râles sibilants et ronflants.

Le 20 juillet, il pèse 91 kilog. 100; il ne tousse plus, respire librement; je ne constate plus de râles sonores.

Il était guéri; sa guérison se maintient depuis sept ans et son état présent ressemble peu à celui des quinze dernières années.

Le cinquième malade dont je vous parlerai fut parmi les premiers traités. Lui aussi, je l'ai vu à l'hospice des Enfants-Assistés, où il conduisait ses enfants.

En mai 1900, il avait 35 ans et pesait 101 kg. 500; sa taille est de 1 m. 72. Il toussait depuis l'enfance. Sa mine, ses crises étaient celles du sous-chef de gare dont je vous ai parlé plus haut.

En juillet 1900, nous constatons la guérison. Bien des hivers ont passé depuis et la guérison s'est maintenue. Les bronchites de l'hiver, auxquelles il était habitué, n'ont jamais reparu; il ne tousse jamais, il n'étouffe jamais; et lorsque je l'ai vu il y a douze ans, il était en état de crise depuis deux mois.

Il vint me revoir, un jour, vers 1908. Il respirait un peu moins bien, depuis la veille. Savez-vous pourquoi? Il avait mangé du bœuf, l'aliment indigeste par excellence. Il connaissait l'influence de cet aliment sur sa respiration; aussi en même temps qu'il me signalait sa dyspnée, en expliquait-il la pathogénie.

Je vous assure cependant qu'il ignore les travaux de Chomel, de Potain et de M. Barié. Cet homme exerce la profession de marchand au panier!

Un autre malade est guéri depuis 1904. Il pesait, le 26 janvier 1904, 85 kg. 500; il est très grand; il était donc à classer parmi les asthmatiques qui n'étaient pas obèses.

Asthmatique, il l'était depuis deux bronchites qu'il avait eues en 1902 et en 1903. Depuis lors, il était réveillé chaque matin, vers une heure, par l'accès, accompagné de crises de toux.

Vous auriez aussi dit qu'il était emphysémateux et que son cœur était forcé, si vous l'aviez jugé autrefois sur son facies congestionné, ses lèvres violettes, ses conjonctives injectées de sang, ses yeux brillants, les épistaxis qu'il avait fréquentes depuis cinq à six ans.

Ce malade, représentant de commerce, avait fait

des excès de boisson; je lui exposai nettement sa situation et la nécessité de renoncer, sur-le-champ, à l'usage de tout alcool.

Très sagement, il obéit, et il en fut rapidement récompensé. En effet, chez lui, comme il arrive très souvent, ainsi que je vous l'ai déjà dit, la cessation des accidents, des accès de suffocation, de la toux fut immédiate. Dès les premières nuits, le sommeil redevint excellent, il n'eut plus d'accès et sa santé est restée parfaite depuis huit ans.

Je ne vous ai parlé jusqu'ici que de malades dont vous n'avez pas suivi l'observation. Ceux-là seuls qui, avec M. G. CAUSSADE, ont assisté à une leçon que j'ai faite à l'hôpital Tenon en janvier 1908 les ont connus; j'ai trouvé utile de vous prouver que le temps a consacré les diagnostics et les traitements conseillés à ces divers malades.

Ceux d'entre vous, qui assistent régulièrement à la consultation du vendredi, ont vu des cas identiques à ceux que je viens de rappeler.

Vous n'avez pas oublié ces nombreux tousseurs, considérés à tort comme tuberculeux, les uns à la veille d'entrer dans des sanatoria, les autres décidés à renoncer à leur emploi, à abandonner leur famille pour aller se soigner à la campagne.

Je vous ai démontré par la radioscopie, par la clinique, par leur guérison qu'ils n'étaient pas tuberculeux.

Vous n'avez pas oublié non plus ces deux malades

si intéressants qui nous avaient été adressés, comme asthmatiques et emphysémateux.

L'un deux, âgé de 43 ans, arrivait d'Indo-Chine où il était traité depuis une année pour de l'emphysème pulmonaire. On lui avait annoncé que son état était incurable et on lui avait conseillé de revenir en Europe.

J'ai commencé à le soigner le 31 octobre 1911; guéri, il s'est embarqué pour le Brésil en mai 1912, quelques jours après être venu ici vous conter son histoire, sa toux, ses crises de dyspnée, ses nuits d'insomnie et les craintes que son amaigrissement graduel faisait naître en son esprit. Son poids initial de 65 kg. 200 diminuait peu à peu, à mesure que son état s'améliorait; à son départ, il pesait 54 kg. 500. Je n'insiste pas ici sur cette diminution de poids dont je vous apprendrai l'interprétation, dans la leçon sur l'Amaigrissement et l'Engraissement des dyspeptiques.

Ce malade, très gros mangeur, grand buveur d'eau, avait été dyspeptique durant un grand nombre d'années. Un jour surviennent les symptômes toux, dyspnée et le syndrome asthme : à ce moment, on diagnostique l'emphysème.

Tous les symptômes morbides n'ont cessé que le jour où sa dyspepsie a pris fin.

Je vous rappellerai encore l'histoire de ce malade, représentant de commerce, âgé de 48 ans, que vous avez vu le 15 mars 1912. Son facies, son allure, les symptômes constatés étaient les mêmes que ceux du sous-chef de gare dont je vous ai cité plus haut l'observation.

Le diagnostic classique eut été asthme avec emphysème. Cet homme pesait 94 kg. 300, et était de taille moyenne. Vous vous souvenez que j'avais fait des réserves sur le diagnostic d'emphysème et que je vous avais demandé d'attendre les résultats du traitement, pour juger de l'existence ou de l'absence des lésions pulmonaires définitives.

Cet homme est revenu consulter tous les vendredis.

Le 15 mars il pesait........	94 kg.	300
Le 22 — —	87	900
Le 29 — —	86	800
Le 5 avril —	86	350
Le 12 — —	85	600
Le 26 — —	83	400
Le 10 mai —	83	100
Le 7 juin —	83	100

Grâce au régime lacté minimum et au repos au lit, dans la première semaine, il perdit 6 kg. 400. La perte de poids total fut de 11 kg. 200. A la fin de la première semaine, les accès de toux diurne et nocturne avaient cessé; la dyspnée, qui datait de douze ans, n'existait plus. Cet homme n'avait pas d'emphysème, la radioscopie nous l'ayant d'ailleurs prouvé.

IV

Le petit thorax et le grand abdomen de malades dits emphysémateux.

La radioscopie nous donne, en effet, le moyen de différencier les emphysémateux vrais et les malades dont la symptomatologie répond à la description classique de l'emphysème pulmonaire, malgré l'absence des lésions de l'emphysème.

Les emphysémateux vrais ne sont guère améliorés par les nombreux traitements proposés, y compris les traitements chirurgicaux récemment préconisés, tandis que nos malades, prétendus emphysémateux, peuvent et doivent guérir.

Je crois, avec M. CAUSSADE (1), que, seule, la radioscopie distingue ces deux états, lorsqu'on n'a pas encore tenté l'épreuve thérapeutique. Nos recherches radioscopiques montrent très nettement que les dyspeptiques, dyspnéiques, tousseurs, sont des malades à *petit thorax* et à *grand abdomen*.

Nous devrions dire, pour être plus précis, que ces malades sont des sujets à petite cavité thoracique. Nos mensurations radioscopiques, orthodiagraphiques, prouvent que ces malades, quelque considérable que soit leur périmètre thoracique,

(1) G. CAUSSADE et G. LEVEN, *Presse médicale* du 13 avril 1912.

ont une cavité thoracique réduite, rétrécie de bas en haut par la surélévation du diaphragme, refoulé dans la cage thoracique par la pression ascendante de la masse abdominale.

Cette pression anormale dépend de deux facteurs : 1º la tension gazeuse intragastrique et intestinale, accrue par l'aérophagie gastrique et colique; 2º la tension exagérée de la paroi abdominale dont la musculature est doublée d'une couche adipeuse excessive, ces malades étant toujours des gras ou des obèses.

Il en résulte que le diamètre vertical de la cavité thoracique est toujours considérablement réduit et que le diamètre vertical de la cavité abdominale est notablement allongé, au détriment de la cavité thoracique.

Nous n'avons jamais les dimensions réelles de la cavité thoracique sans mensurations radioscopiques orthodiagraphiques (1). Les procédés habituels de mensuration désignent, sous le nom de périmètre thoracique, une mesure qui est la somme des épaisseurs des téguments, des masses musculaires et de la cage thoracique, alors que seules les dimensions de cette dernière cavité doivent nous intéresser, pour apprécier les variations de volume des poumons.

On comprendra aisément que nous trouvons des cavités thoraciques minimes, mesurées orthodia-

____

(1) Cf. Thèse de notre élève, le Dr PEIGNÉ (d'Évreux), sur les *Petits thorax*. (Paris, 1911.)

graphiquement, chez des sujets qui ont un périmètre thoracique considérable, parce qu'ils sont musclés, ou gros, et inversement de vastes cavités thoraciques chez des sujets dont le périmètre thoracique est très inférieur à celui des précédents.

Ces données devraient entraîner des modifications utiles dans les règlements, qui dictent leur conduite aux médecins militaires, lorsque ces derniers sont appelés à apprécier la valeur physique des conscrits.

Les modes d'appréciation actuels font éliminer des sujets qui seraient bons pour le service et accepter des recrues dont la valeur n'est pas réelle.

Quelques-uns de nos malades ont même un indice respiratoire faible, comme les vrais emphysémateux, étudiés avec les notions enseignées par M. EDG. HIRTZ.

Cette diminution de l'indice respiratoire peut s'expliquer ainsi : le poumon distend au maximum la cage thoracique, dans ses diamètres transversaux, parce qu'il est refoulé en haut et en dehors par le diaphragme, qui s'oppose à son expansion vers la cavité abdominale.

En résumé, *nos malades* ont un *poumon diminué* dans une *cage thoracique rétrécie*, tandis que les *emphysémateux* vrais ont un *poumon trop grand* dans une *cage cependant élargie*.

Dans la pratique, pour différencier ces deux espèces de malades, il faut recourir aux mensurations radioscopiques, à l'étude de la statique du diaphragme, ou encore à l'épreuve thérapeutique qui améliore rapidement et guérit toujours les faux emphysémateux.

Diagnostic.

Je n'étudierai pas longuement le diagnostic de la toux, de la dyspnée et de l'asthme gastriques.

Si surprenante que paraisse cette opinion, sachez que la dyspepsie est la cause la plus fréquente des toux chroniques, des dyspnées et des crises d'asthme.

Vous rechercherez donc la dyspepsie chez les tousseurs, les dyspnéiques, les asthmatiques.

Mais il est évident que vous n'affirmerez l'origine gastrique de la toux qu'après vous être assurés que ces symptômes et ce syndrome n'ont pas une autre raison d'être. Un malade peut être asthmatique, tuberculeux et dyspeptique.

Si vous doutez, avant de conclure, étudiez encore l'influence du relèvement de l'estomac, s'il est abaissé ; profitez des enseignements de la radioscopie ; enfin, recourez au traitement de la dyspepsie, pour constater dans quelle mesure il modifie l'état morbide.

VI

Thérapeutique générale.

Il est temps de jeter un regard sur tout ce qui précède, pour résumer ma pensée et vous parler un peu du traitement de ces malades.

Nous avons vu des tousseurs, des dyspnéiques, des asthmatiques, malades pendant des années et guéris très rapidement.

De tous ces malades, ceux qui vous intéressent le plus sans doute, ce sont les asthmatiques, car leur état est constitué par l'association de la toux, de la dyspnée et des accès; ils nous intéressent surtout parce que l'incurabilité du plus grand nombre des asthmatiques est un article de foi.

Or, je voudrais vous prouver que l'on peut, dans une large mesure, diminuer le nombre des asthmatiques.

Retenez avant tout que l'asthme gastrique se présente sous les aspects les plus divers, parfois sous la forme d'asthme essentiel de Laennec, pur, sans catarrhe, parfois sous la forme d'asthme compliqué de bronchite avec emphysème.

L'asthme le plus pur, le plus caractérisé comme asthme essentiel, guérit souvent en soignant l'estomac du malade. L'asthme le plus compliqué, très ancien, paraissant lié à de l'emphysème, guérit de même; les exemples que vous avez sous les yeux sont assez démonstratifs, il me semble.

J'ai dit l'asthme paraissant lié à l'emphysème, parce que la symptomatologie chez ces malades est celle de l'asthme compliqué d'emphysème, et que les médecins avaient formulé le diagnostic asthme et emphysème.

Je vous répèterai ici que l'emphysème, lésion anatomique, est une altération définitive, dont l'accentuation crée des accidents dyspnéiques incurables: que, par conséquent, chez les malades guérissant après quinze, vingt ans, l'emphysème, malgré le diagnostic clinique, était négligeable. Chez tous ces asthmatiques, avec catarrhe, malgré l'ancienneté du mal, malgré l'habitus extérieur des malades, le cœur était intact, et le syndrome décrit par POTAIN et BARIÉ, caractérisé par la dilatation du cœur droit et le souffle tricuspidien, etc., n'était pas réalisé.

La pathogénie des états que nous avons étudiés est bien simple. Elle s'appuie sur un grand nombre de travaux, mais surtout sur ceux qui ont essayé de prouver que l'asthme est une névrose pure, déterminée par une excitation du pneumogastrique.

Toute cause d'irritation des centres nerveux et de leurs dépendances, toute cause de déséquilibration de ces centres, tout ébranlement communiqué à un centre ou à un nerf périphérique est susceptible de réveiller cette névrose.

Cette conception pathogénique de l'asthme, nettement esquissée par M. Leven (1), admirablement exposée et interprétée par Raffray (2), nous met en mesure de comprendre l'asthme gastrique, dont la raison d'être est dans l'excitation du plexus solaire, si banale, si fréquente, si commune, qu'il n'est pas surprenant de voir l'asthme gastrique être le plus répandu de tous les asthmes, la toux et la dyspnée gastriques être les plus communes de toutes les dyspnées et de toutes les toux chroniques.

Tous ces malades dont la toux, la dyspnée et l'asthme relèvent de l'excitation du plexus solaire doivent être soumis à la thérapeutique générale que je vous exposerai dans une de nos dernières leçons.

Les uns seront traités comme des sujets atteints de dyspepsie légère; les autres comme des malades atteints de dyspepsie plus grave, selon l'ancienneté, la nature et l'intensité des symptômes. Chez quelques-uns la toux disparaît avec des modifications insignifiantes de régime, suppression du vin, suppression du pain, suppression de quelques aliments indigestes, bœuf, choux, crudités, salades, aliments vinaigrés ou épicés.

Aux autres, aux asthmatiques surtout, convient un régime plus sévère, d'où tous les aliments indigestes sont exclus, un régime sans viande pendant

(1) M. Leven, *La Névrose.* (Paris, 1887.)
(2) A. Raffray, *Les déséquilibrés du système nerveux.* (Paris, 1903.)

quinze à trente jours, un régime peu carné pendant plusieurs semaines.

L'emploi des boissons chaudes aux repas est toujours indiqué.

Mais, malgré le rôle de la dyspepsie dans la genèse de cette variété d'asthme, le rôle du médecin ne se bornera pas à permettre certains mets, à en interdire d'autres, à dire aux malades qu'il faut bien mastiquer tous les aliments, même les purées, et à s'étendre après les repas.

Ces conseils seuls suffisent très souvent. Parfois il est nécessaire d'en ajouter d'autres, que, du reste, il est indispensable de donner, si même il n'y a qu'une dyspepsie à traiter.

En effet, le régime du dyspeptique n'est pas seulement un régime alimentaire. Dans les cas de dyspepsie grave, il faut conseiller le repos absolu, au lit, le repos physique, le repos génital, le repos intellectuel.

Toutefois, sans régime alimentaire, on ne soulagera pas ces malades.

Vous comprendrez donc pourquoi je ne vous ai pas parlé des médicaments anti-asthmatiques; si je vous en parlais, ce serait pour les condamner, quand il s'agit de la variété si fréquente de l'asthme gastrique.

L'accès d'asthme calmé par les poudres, les fumées de certains médicaments, par l'injection de morphine, est un accès qui n'est pas attaqué dans sa cause.

La suppression brutale de l'accès en provoque le retour fatal et peut être suivie de mort subite. On accusera la morphine; ce n'est pas la toxicité de l'alcaloïde qui est en jeu, c'est la suppression trop rapide d'une manifestation nerveuse.

On ne doit cependant pas laisser souffrir le malade au cours de l'accès, et vous utiliserez les boissons chaudes, les applications (cataplasmes, compresses humides) sur le thorax, sur l'abdomen, pour diminuer l'intensité de la crise.

Vous calmerez aussi la sensibilité gastrique par l'emploi de sirop de codéine pris quinze minutes avant les repas, à la dose d'une grande cuillerée, et encore en faisant prendre au malade toutes les trois heures, de jour et de nuit (s'il ne dort pas), une pincée du mélange suivant : craie préparée, 6 grammes; carbonate de bismuth, 4 grammes.

La prescription d'eaux minérales, dont l'emploi est classique, est parfois justifiée à un certain moment; mais leur usage, qui peut être favorable lorsqu'il est tardif, devient tout à fait mauvais, s'il est conseillé pendant la période où la dyspepsie n'est pas assez améliorée.

Je terminerai ce long entretien en vous disant qu'il faut, en présence de l'asthme gastrique, supprimer définitivement les iodures sous toutes leurs formes.

Je vous conterai, pour vous édifier, l'histoire d'un malade, professeur au Collège de France, dont l'asthme datait de plus de dix-sept ans, lorsque je l'ai traité.

Il était guéri depuis quelques mois, quand, un jour, craignant une cataracte, il consulte un oculiste. Le confrère lui conseille une médication iodurée. Peu de jours après le début de ce traitement, une crise d'asthme parut, provoquée par l'emploi du médicament ioduré, que le malade avait pris pendant dix-sept ans pour calmer ses souffrances et guérir son mal.

VI

L'AÉROPHAGIE

La dyspepsie flatulente n'est qu'une dyspepsie compliquée d'aérophagie. — L'aérophagie aggrave les états dyspeptiques,
simule l'artériosclérose, l'angine de poitrine, provoque des
ictus, des palpitations, et peut déterminer l'asystolie. — Mécanisme de sa production. — Étiologie. — Diagnostic. —
Traitement.

L'aérophagie mérite d'occuper en pathologie une
place, qui ne lui a pas été faite jusqu'alors et dont
vous la jugerez digne, lorsque je vous aurai exposé
ses méfaits (1).

Ces méfaits sont nombreux et graves parfois,
puisque l'aérophagie est capable d'entraîner la
mort; ces méfaits sont facilement enrayés, dès
que l'aérophagie est reconnue.

La dyspepsie flatulente, caractérisée par le gon-
flement de l'estomac, par des sensations doulou-

____

(1) Leçon parue partiellement dans le *Journal de Médecine interne*,
20 mai 1911.

reuses de plénitude, par la tension de l'abdomen et accompagnée d'éructations, résumait à peu près l'étude de l'aérophagie, au moment où l'on constata que les gaz de l'estomac, considérés à tort comme des gaz de fermentation, avaient la composition chimique de l'air atmosphérique; le jour où l'on admit qu'il n'y avait pas de fermentation gastrique capable de produire les 200 litres de gaz recueillis dans un cas par M. BARDET.

Il fallut bien reconnaître alors que la dyspepsie flatulente était une dyspepsie avec aérophagie, compliquée et aggravée par l'aérophagie.

Mes recherches cliniques et radioscopiques m'obligent même à nier aujourd'hui l'existence de la dyspepsie flatulente par fermentation gastrique et à rattacher à l'aérophagie tout ce qui a été dit à propos de la flatulence.

Cette notion de pathologie gastrique étant posée, arrivons maintenant à l'étude des manifestations variées et graves de l'aérophagie.

L'affiche indiquant le sujet de cette leçon portait comme sous-titre, les faux cardiaques, les faux artérioscléreux, les faux tuberculeux, etc., etc.

J'aurais pu allonger ce sous-titre, tant il est vrai que l'aérophagie est protéiforme et qu'elle simule une très grande variété d'états pathologiques.

I

Le Dr Caussade fut appelé, il y a deux ans, au milieu de la nuit, auprès d'un confrère souffrant d'une crise d'asystolie aiguë. La fille du malade, qui vint le quérir, l'engagea à se munir de toniques cardiaques à injecter.

« En six semaines, mon père a eu trois crises semblables, dit la jeune fille. Le malade est obèse; les médecins soignent son cœur et ont parlé de crises d'asystolie et de dégénérescence graisseuse du cœur. »

Le Dr Caussade trouva un malade angoissé, immobilisé sur le côté droit; tachycardie extrême, pouls filiforme, tympanisme abdominal extrême.

Cet asystolique était un aérophage!

Ce malade, qui paraissait moribond, est guéri depuis deux ans.

Il y a un an, je fus mandé, en toute hâte, auprès d'un malade âgé de 75 ans, qui avait eu un violent accès de dyspnée vers 5 heures du matin. L'accès avait redoublé d'intensité deux heures plus tard, tant et si bien qu'à 8 heures, quand je le vis, je trouvai un malade cyanosé, respirant à peine, en état de collapsus cardiaque. Le pouls n'était plus perceptible; on entendait un râle trachéal bruyant.

A quel diagnostic fallait-il songer? L'œdème aigu du poumon semblait le diagnostic le plus probable.

Je fis appeler un confrère voisin, lui demandant d'apporter une lancette, pour saigner le malade.

Au cours de l'examen, un météorisme abdominal extrême avait attiré mon attention, et sachant le

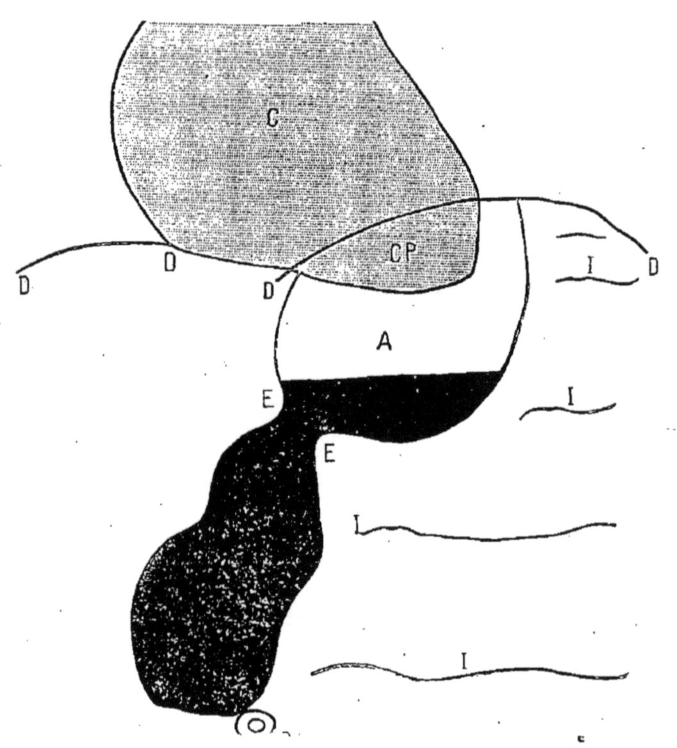

Fig. 3. — *Estomac d'aérophage ; biloculation spasmodique. Rapports anormaux du cœur et de l'estomac.*

A, chambre à air. — C, cœur. — CP, pointe du cœur. — DDDD, diaphragme. EE, estomac. — II, côlon distendu par l'air. — O, ombilic.

malade aérophage, je songeai à l'aérophagie suraiguë. Le cathétérisme de l'estomac pratiqué aussitôt et sans difficulté, le malade étant à peu près inerte, donna issue à une quantité extraordinaire de gaz qui sortirent avec bruit. Immédiatement après, les téguments changèrent d'aspect, la circulation redevint normale. J'eus l'impression que, sans ce cathétérisme, le malade serait mort ; son diaphragme, immobilisé par la tension gazeuse abdominale, s'était remis à fonctionner et la vie avait repris son cours.

Je viens de dire que j'avais eu l'impression d'avoir sauvé le malade grâce au cathétérisme. Cette impression s'est changée depuis en certitude, car j'ai été témoin d'autres faits à peu près semblables et des cas analogues ont été signalés. Enfin, cette opinion est encore confirmée par l'étude des dilatations aiguës de l'estomac post-opératoires mortelles, dilatations qui sont le plus souvent dues à une aérophagie excessive suraiguë. Les chirurgiens rappellent à la vie leurs malades en cathétérisant l'estomac. Sans cathétérisme, ces dilatations gastriques aiguës se terminent généralement par la mort.

J'avais donc appelé un confrère pour saigner le malade. Lorsqu'il arriva, mon malade était assis sur son lit, causant, transfiguré. L'auscultation des bases révéla de nombreux râles de stase qui disparurent en quelques heures (1).

Ce malade mourant asphyxié était un aérophage!

Un malade, âgé de 70 ans, grand fumeur, est traité depuis quatre ans pour de l'angine de poitrine et de l'artériosclérose. Il ne peut se mouvoir sans une dyspnée immédiate et angoissante. La

---

(1) Ce vieillard demeure guéri, depuis deux ans et demi.

médication classique, les iodures n'ont pas modifié son état. Les crises, considérées comme des accès d'angine de poitrine, étaient dues à l'aérophagie. Le traitement de l'aérophagie les a si bien fait disparaître qu'il demeure guéri depuis trois ans et demi et qu'il a fait depuis de nombreuses ascensions en montagne.

Cet artérioscléreux était un aérophage!

Un autre malade, âgé de 50 ans, est soigné pour une angine de poitrine vraie, depuis deux ans. La dyspnée provoquée par la marche est telle qu'il ne peut traverser la rue étroite de son village. L'aérophagie est guérie depuis quatre ans. Il marche plusieurs heures par jour sans fatigue; la guérison se maintient telle qu'aux premiers jours.

Cet angineux était un aérophage !

Un jeune homme de 15 ans perd connaissance assez fréquemment. Les médecins ne savent à quelle cause attribuer ces ictus; on finit même par le considérer comme un hystérique simulateur. L'examen radioscopique révèle l'aérophagie et montre qu'à une distension déterminée de l'estomac, toujours la même, correspond l'ictus. En demandant au malade d'avaler de l'air, on provoquait l'ictus et l'on pouvait prévoir l'instant précis où il allait se produire.

Cet aérophage, guéri depuis quatre ans, n'a plus d'ictus.

Les ictus étaient dus à l'aérophagie!

De jeunes soldats ont des palpitations si vives, au moindre effort, que leurs accès les rendent impropres au service militaire. On doit les réformer,

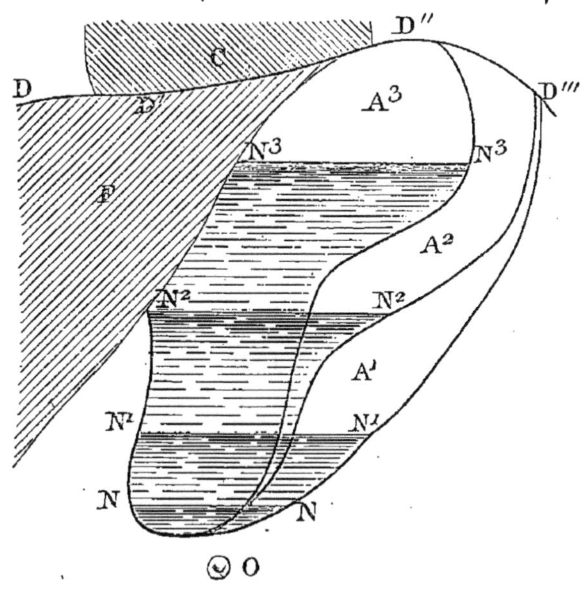

Fig. 4. — *Estomac du malade ayant des ictus provoqués par l'aérophagie.*

O, ombilic ; DD'D''D''', diaphragme plus élevé à gauche ; C, cœur ; F, foie visible, contrairement à l'état normal. Il y a lieu de remarquer que l'estomac déborde la ligne médiane ; NN, niveau visible à jeun de la salive déglutie. Le malade absorbe 150 centimètres cubes de lait de bismuth gommé qui atteignent le niveau N¹N¹, puis après expulsion d'air par éructation les niveaux N²N², N³N³, — Les chambres à air de plus en plus petites après chaque expulsion sont représentés par A¹, A², A³.

lorsque, les examinant avec mon ami, le médecin-major Thooris (1), je constate que certains d'entre eux sont des aérophages. L'aérophagie est traitée;

(1) Thooris et Leven, *Les palpitants aérophages dans l'armée.* (Société de Thérapeutique, 23 février 1910.)

en quelques jours, ils guérissent et redeviennent des sujets normaux.

Ces palpitants étaient des aérophages !

Un jeune homme de 21 ans, élève de l'École Centrale, souffre d'une dyspepsie très grave, avec dilatation énorme de l'estomac. Il est cachectique et pèse 43 kilogrammes. Son état s'aggrave au point qu'il quitte cette école. Tous les traitements restent inefficaces.

Une aérophagie intense compliquait l'état dyspeptique et le faisait durer. J'ai guéri ce malade en quelques semaines, grâce au traitement de l'aérophagie.

La guérison se maintient depuis six ans; son poids a augmenté de plus de 10 kilogrammes.

Pour guérir ce dyspeptique, il fallait traiter l'aérophagie !

J'ai soigné avec le Dr CAUSSADE un malade qui, depuis dix ans, était traité pour une dyspepsie douloureuse, compliquée d'un ulcère du pylore. Pendant cinq ans, il fut soumis au régime lacté, sans que l'état s'améliorât. Le diagnostic indiqué plus haut avait été posé par des spécialistes éminents, qui l'avaient basé sur le chimisme gastrique et la clinique (1).

---

(1) Cette observation a paru *in extenso* dans la thèse du Dr SALLES, *Contribution à l'étude des sténoses spasmodiques du pylore*, p. 64 et suiv. (Paris, 1910.)

Pendant les dix-huit derniers mois qui ont précédé notre examen, un spasme du cardia était venu aggraver la situation de ce malade, qui n'absorbait plus un aliment solide, sans avoir une crise angoissante, extrêmement douloureuse, terminée toujours par le rejet de l'aliment.

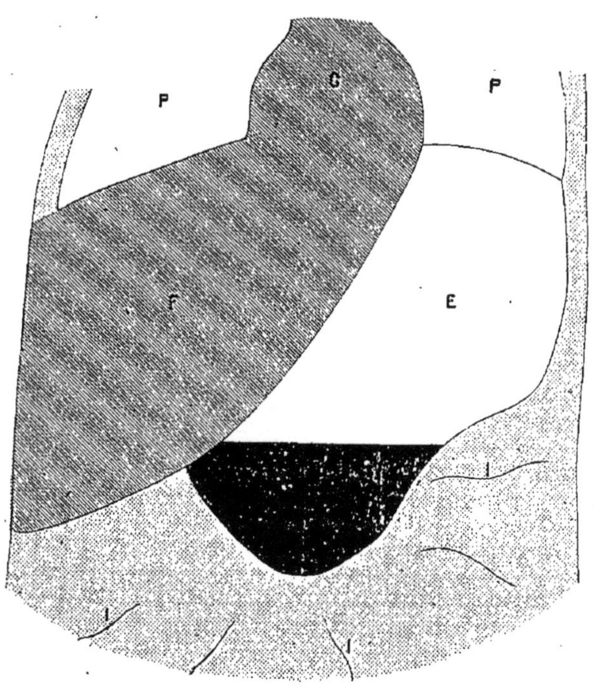

.Fıg. 5 — *Estomac de nourrisson aérophage à la fin de la tétée.*
C, cœur. — E, estomac. — F, foie. — I, intestins. — P, poumons.

Cet état s'améliora en quelques jours. Toute manifestation douloureuse cessa au bout d'un mois. La guérison persiste depuis deux ans et demi; le malade a engraissé de 12 kilogrammes. Il n'avait pas d'ulcère du pylore; il n'avait qu'un spasme pylorique et un spasme cardiaque, cause et effet de l'aérophagie. La radioscopie avait donné la solution de ce problème difficile, dès le premier examen.

L'aérophagie avait créé un syndrome semblable à celui de l'ulcère pylorique!

Il me semble inutile d'allonger la liste des syndromes que l'aérophagie peut engendrer. Je ne vous parlerai donc pas des observations où j'ai incriminé l'aérophagie, soit en présence de vomis-

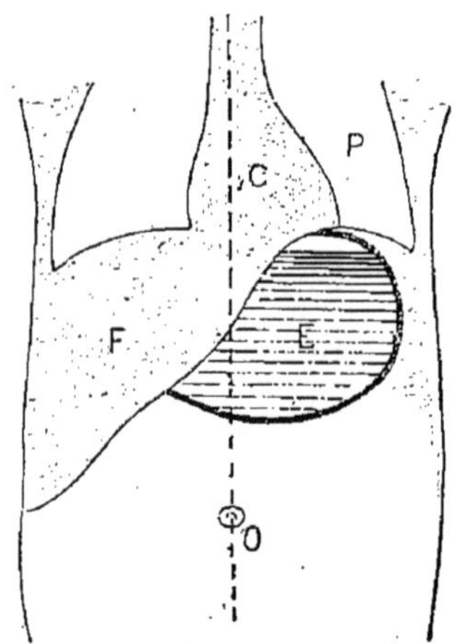

Fig. 6. — *Estomac normal de nourrisson. Etat de contraction à la fin de la tétée.*

sements incoercibles, soit dans des cas où les diagnostics d'asthme, de tuberculose pulmonaire chez des adultes, de péritonite tuberculeuse chez des enfants, avaient été formulés. La guérison de ces états morbides me prouva l'exactitude du diagnostic. Ces observations permettent de comprendre comment la distension gazeuse de l'abdomen refoulant le diaphragme, compromettant la circulation pulmonaire, gênant la respiration, détermine des symptômes analogues à ceux de l'asthme, de la tuberculose pulmonaire ou péritonéale.

Laissez-moi cependant vous rappeler que j'ai montré, avec Lesage et Barret (1), que l'aérophagie est peut-être la cause la plus fréquente du vomissement chez le nourrisson. J'ai souvent vu des enfants qui avaient changé cinq, six, huit fois de nourrice, de lait, de mode d'alimentation, et qui continuaient à vomir. En supprimant l'aérophagie par des moyens bien simples, on supprime les vomissements dès le premier jour (2).

II

Mécanisme de l'aérophagie.

L'aérophagie est caractérisée par la pénétration de l'air dans les voies digestives. L'air dégluti ou aspiré pénètre dans l'estomac, y reste plus ou moins longtemps, franchit le pylore, traverse l'intestin et sort par l'anus.

Les spasmes du cardia et du pylore favorisent l'accumulation de l'air dans l'estomac, puisque, d'une part, les deux issues lui sont fermées et que,

(1) *Les vomissements du nourrisson aérophage.* (Société de Biologie 21 novembre 1908, et Société de Thérapeutique, 9 décembre 1908.)

(2) Leçon faite dans le service du Prof. Hutinel, à l'hôpital des Enfants-Malades, le 23 décembre 1908.

d'autre part, l'air continue à pénétrer dans l'estomac à travers le cardia, perméable de l'extérieur à l'intérieur et imperméable dans l'autre sens.

Le spasme du cardia peut s'opposer à la pénétration de l'air dans l'estomac : *l'aérophagie est alors œsophagienne et incomplète*. Aussitôt dégluti, l'air ressort en produisant un bruit violent, le rot. Si, au contraire, le cardia est ouvert, l'air pénètre sans bruit ou presque sans bruit. Ces deux modalités expliquent les deux variétés d'aérophagie, *bruyante* et *silencieuse*. L'aérophage bruyant est toujours aérophage silencieux par instant; autrement, son estomac ne se remplirait pas d'air.

Le stade gastrique de l'aérophagie franchi, l'air pénètre dans le côlon (stade côlique) et les accidents dus à l'aérophagie se prolongent pendant toute la durée du stade côlique; les rapports du côlon distendu avec le diaphragme et les organes de la cavité thoracique expliquent le mécanisme de ces accidents.

La déglutition ou l'aspiration de l'air se fait rarement à vide; l'avalement de salive l'accompagne généralement, la favorise ou mieux encore la détermine. La sialophagie (HAYEM) ou déglutition de salive est la cause habituelle de l'aérophagie; aussi cette dernière est d'autant plus forte que le malade salive plus et avale une plus grande quantité de salive.

Tous les malades qui ont des éructations fréquentes sont des aérophages. Quand ces malades cherchent à se soulager, en éructant, ils avalent de l'air, alors qu'ils croient en rendre.

Cette affirmation est amplement démontrée :

1º Par la radioscopie. En effet, on peut observer l'abaissement du niveau liquide dans l'estomac et l'augmentation de volume de la poche à air gastrique, chaque fois que le malade croit éructer;

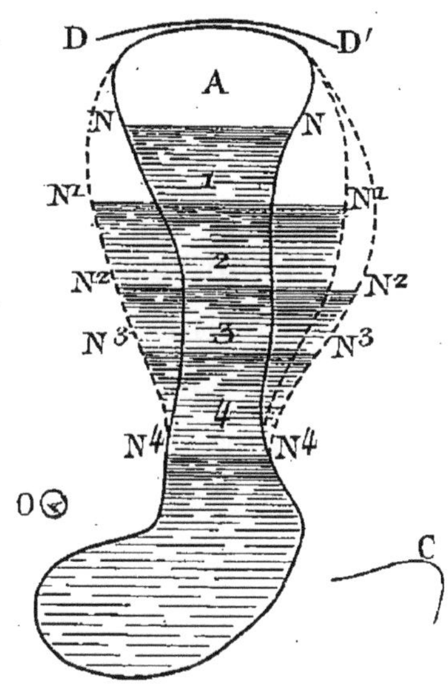

FIG. 7.

C, crête iliaque ; O, ombilic ; DD', diaphrame ; A, chambre à air ; NN, niveau atteint par 200 centimètres cubes de lait de bismuth gommé. N¹ N¹, N² N², N³ N³ représente l'abaissement du niveau après 1. 2. 3. déglutitions d'air. Les traits en pointillé indiquent les aspects successifs de la cavité gastrique distendue par l'air.

2º Par le fait que les fermentations gastriques sont incapables de donner naissance à une quantité aussi considérable de gaz;

3º Par l'analyse des gaz, ceux-ci ayant la même composition que l'air atmosphérique;

4º Par l'observation suivante : à savoir qu'au

moment de l'éructation supposée, une allumette placée au-devant de la bouche du sujet ne s'éteint pas.

Les recherches radioscopiques, que j'ai poursuivies avec Barret (1), nous ont appris que la quantité d'air ingérée n'était pas le seul facteur intéressant dans la question des accidents dus à l'aérophagie. Une aérophagie minime, qui ne se caractérise pas cliniquement, qui n'est démontrée que par l'examen radioscopique, peut déterminer des accidents graves, n'apparaissant pas chez des malades dont l'aérophagie se manifeste par des milliers d'éructations quotidiennes.

Cette particularité s'explique ainsi : il est des estomacs spasmodiques, intolérants, qui réagissent aussitôt qu'une quantité minime d'air est ingurgitée, et par conséquent les sensations douloureuses sont très vite éveillées. On ne saurait mieux faire qu'en comparant ces estomacs aux vessies irritables qui donnent aux malades le besoin d'uriner, alors qu'elles ne renferment que des quantités minimes d'urine.

Cette particularité est la raison d'être d'un grand nombre de cas d'aérophagie méconnue à formes graves et d'erreurs de diagnostic, tant que l'examen radioscopique n'est pas fait.

---

(1) Leven et Barret, *Radioscopie gastrique et Maladies de l'estomac*, p. 138 à 152.

III

Étiologie générale.

Dans le plus grand nombre des cas, l'aérophagie est liée à la déglutition de la salive. Pour être aérophage, il faut donc sécréter et avaler la salive; si bien que toutes les causes capables de créer la sialorrhée peuvent déterminer l'aérophagie.

En tête de ces causes, il faut inscrire les états dyspeptiques. La dyspepsie exagère ou diminue la sécrétion salivaire; la guérison de la dyspepsie rend normale cette sécrétion; la guérison de la dyspepsie fera donc cesser l'aérophagie en supprimant sa cause, la sialophagie.

J'ai pu incriminer, avec raison, un dentier ou un appareil redresseur de dents pour expliquer une aérophagie aigüe : la guérison a coïncidé avec la suppression des appareils.

J'ai vu l'aérophagie avec sialophagie paraissant sous l'influence d'une excitation tympanique, entretenue par un bouchon de cérumen. L'ablation du bouchon mit brusquement fin aux accidents.

Un nourrisson qui tète mal, dont la nourrice a des bouts de seins mal formés, dont le biberon a une tétine défectueuse, où qui suce son pouce entre les tétées, avale de l'air et souffre de vomissements, qui ne cesseront qu'en supprimant la cause de l'aérophagie.

Les inflammations naso-pharyngées, qui déterminent de nombreux mouvements de déglutition, entraînent aussi l'aérophagie.

Tous les états spasmodiques du tractus pharyngo-œsophagien liés à la dyspepsie, accompagnés le plus souvent de spasmes du cardia et du pylore, sont cause d'aérophagie sans sialophagie même. Les spasmes s'étendent parfois le long du tube digestif entier, créent des symptômes analogues à ceux des fissures de l'anus et engendrent une constipation opiniâtre. Toutes ces manifestations cessent en même temps, avec un traitement ne les visant pas directement. Le malade, dont l'observation est résumée dans la thèse de SALLES citée plus haut, dut subir la dilatation de l'anus, tant la contracture du sphincter anal était vive, douloureuse et persistante.

Si un diagnostic exact avait été posé à ce moment, un traitement médical aurait mis fin à cette contracture anale.

Tous les dyspeptiques ne sont pas aérophages; mais un très grand nombre d'entre eux souffrent d'aérophagie, à des degrés divers, et comme le prouve une des observations que j'ai relatées, en ne traitant pas l'aérophagie, on laisse durer la dyspepsie que l'aérophagie aggrave.

Je ne vous ai pas encore parlé de l'aérophagie

des nerveux, dyspeptiques ou non, du tic aérophagique.

Tout d'abord, s'il est vrai qu'il existe un tic
aérophagique, chez de grands nerveux, tic parfois
incurable, ce tic grave est heureusement rare.
D'autre part, les malades que nous appelons des
nerveux sont toujours des dyspeptiques, à des
degrés divers. Aussi je n'accepte pas très volontiers
la notion d'aérophagie nerveuse pure; cette variété
a une cause réelle qu'il faut trouver. J'admets
toutefois que l'aérophagie s'exagère, lorsque le
malade pense à ce symptôme, et que les influences
morales, joies ou tristesses, en augmentent parfois
notablement l'intensité.

IV

Diagnostic.

Je vous ai déjà indiqué qu'il y a une sorte d'aéro
phagie discrète, sans symptômes cliniques, qui ne
peut être diagnostiquée sans la radioscopie et qui
a des caractères radioscopiques très nets que je
vous ai montrés avec BARRET au laboratoire de
radiologie de l'hospice des Enfants-Assistés, tant
chez l'adulte que chez le nourrisson.

Je ne puis aborder ici que le diagnostic de la
variété d'aérophagie, qui se précise par un certain

nombre de symptômes cliniques lui appartenant en propre.

Sans exposer à nouveau les symptômes qui sont la conséquence de l'aérophagie, j'énumérerai seulement les signes par lesquels l'aérophagie se révèle.

Le diagnostic est évident, chaque fois que l'on note une fréquence anormale des mouvements de déglutition, due à la salivation excessive, ou indépendante de cette déglutition.

La salive surabondante lave constamment la langue qui paraît très rouge, très humide, très brillante. Elle s'écoule la nuit sur l'oreiller des malades qui bavent, durant le sommeil.

On peut deviner l'aérophagie d'après ce seul fait, que le malade porte des cols largement ouverts ou rabattus, que la malade a des corsages très échancrés au cou.

En effet, les frottements de la pomme d'Adam contre le col, à chaque mouvement de déglutition, provoquent une gêne telle que les malades modifient cette partie du vêtement.

Lorsque l'aérophagie est silencieuse, il faut observer avec grand soin l'attitude du malade, noter la fréquence des déglutitions, essayer de les surprendre au moment où le malade allonge le cou, se penche en avant, incline la tête sur la poitrine, pour faciliter le mouvement de déglutition.

La recherche du tympanisme gastrique par la percussion, du tympanisme abdominal généralisé confirme toujours le diagnostic d'aérophagie dans ces cas typiques.

Cependant ce tympanisme fait défaut, s'il s'agit d'estomacs spasmodiques dont le contenu gazeux est très minime.

V

Traitement.

Les aérophages sont tantôt conscients, tantôt inconscients de leur aérophagie; en d'autres termes, il y a une aérophagie volontaire et une aérophagie involontaire.

L'aérophagie volontaire cesse dès que le malade est averti de son influence néfaste. L'aérophagie involontaire, qui résulte généralement de la déglutition de salive, prend fin dès que le malade n'avale plus sa salive.

Le rôle du médecin est d'éclairer le malade sur son cas et de lui indiquer le moyen de ne plus déglutir inconsciemment la salive. Le meilleur moyen, à mon avis, est l'emploi d'une cravate, d'un ruban serré un peu au-dessus de la pomme d'Adam. Cette striction rend chaque déglutition pénible et rappelle ainsi au malade qu'il doit l'éviter.

Cette pratique est analogue à celle des vétérinaires

qui traitent les chevaux tiqueurs, aérophages, au moyen d'un carcan.

Dans les premiers jours, la sécrétion salivaire est augmentée, souvent notablement, parce que le malade est obligé de penser à sa salivation. Il mouillera de nombreux mouchoirs ; mais dès le deuxième ou le troisième jour, le charme sera rompu et l'aérophagie sera ou très diminuée ou supprimée.

Les seuls cas où la méthode échoue concernent les malades chez lesquels l'aérophagie est devenue un véritable tic, difficilement curable, comme la plupart des tics.

Vous savez déjà que le traitement de l'aérophagie guérit des états morbides variés et accélère notablement la guérison des dyspepsies graves.

Chaque fois que la dyspepsie accompagne l'aérophagie, et cette coïncidence est très fréquente, il y a lieu de conseiller en même temps une thérapeutique gastrique.

La solution au bismuth gommé, que je préconise dans la majorité des états dyspeptiques, a une influence très nette sur la sécrétion salivaire qu'elle diminue.

Elle se formule ainsi :

<pre>
Carbonate de bismuth. . . . . .   5 gr.
Gomme arabique pulvérisée. . .   10 gr.
Eau distillée stérilisée. . . . . . 150 gr.
</pre>

Cette potion doit être prescrite par cuillerée à dessert toutes les heures, le premier jour ; toutes les deux heures, les jours suivants; elle peut être utilisée dans les vingt-quatre heures : elle ne provoque jamais la constipation.

La médication bromurée intense (2 ou 3 grammes de bromure de sodium par vingt-quatre heures) est à utiliser en même temps, lorsqu'il y a des spasmes du tube digestif.

Certains cas d'aérophagie seront modifiés par la gymnastique respiratoire, par une mise en jeu convenable des mouvements du diaphragme. C'est par ce procédé seul que THOORIS et moi avons traité et guéri des soldats aérophages palpitants.

Enfin, dans les cas où l'aérophagie provoque le collapsus cardiaque, où elle met le malade en état de mort imminente, il faut immédiatement vider l'estomac de son contenu gazeux au moyen du tube de FAUCHER.

VII

LES VOMISSEMENTS

Vomissements des aérophages. — Vomissements dans la chorée de l'estomac. — Vomissements dans les sténoses médiogastriques.—Vomissements des gastralgiques.—Les mythomanes, les simulateurs. — Vomissements de la grossesse.— Vomissements dans les cancers gastriques. — Sténoses du pylore sans vomissements, malgré la stase.

J'ai choisi les vomissements pour sujet de cette conférence, parce que ce symptôme s'observe chez 20 p. 100 des dyspeptiques que je traite, soit à la consultation du vendredi, soit dans ma pratique extra-hospitalière.

I

Les vomissements des aérophages.

Cette première variété de vomissements me paraît si importante, que je vous l'exposerai tout d'abord. C'est pour vous en prouver l'importance, la gravité, la durée exceptionnelle dans certains cas, que j'ai prié la malade qui est devant vous de venir ce matin. Elle m'a été présentée le 12 janvier 1912, il y a exactement treize jours.

Cette malade a quarante ans; elle est couturière. Les vomissements dont elle souffre depuis vingt ans surviennent après les repas, le plus souvent. Quand parfois les vomissements ne se produisent pas, ils sont remplacés par des régurgitations. Or, l'autre jour, l'examinant ici en présence de son médecin, je voyais cette malade faire constamment des mouvements de déglutition, et présenter, par conséquent, un signe pathognomonique de l'aérophagie, comme je vous l'ai souvent démontré.

N'ayant constaté que ce symptôme, je vous fis observer que la malade vomissait sans doute parce qu'elle était aérophage.

Ce diagnostic fut confirmé quelques instants après, car l'examen démontra que cette malade présentait tous les principaux symptômes de l'aérophagie : 1° la salivation surabondante; le jour, elle déglutit la salive; la nuit, elle en imbibe son oreiller; 2° les déglutitions continuelles; 3° l'impossibilité de supporter un col serré; 4° la langue rouge, brillante, humide, etc., etc.

L'exactitude du diagnostic devait être vérifiée par la démonstration thérapeutique. J'ai donné à cette malade une ordonnance dont voici la teneur résumée et que vous me voyez souvent prescrire.

1º Porter une cravate serrée autour du cou, au-dessus du cartilage thyroïde, pour éviter les mouvements de déglutition et ne plus avaler la salive;

2º Supprimer le pain;

3º Quelques modifications légères du régime alimentaire;

4º Enfin, prendre la potion de carbonate de bismuth dont je me sers pour la plupart des dyspeptiques.

Quatre jours après le début du traitement, cette malade avait cessé de vomir. La thérapeutique avait donc démontré que le diagnostic fait le premier jour était exact.

Les malades aérophages, qui vomissent ainsi pendant dix-huit à vingt ans, ne sont pas exceptionnels. Je pourrais vous en rapporter des exemples nombreux.

Les vomissements par aérophagie se présentent dans des conditions tellement variées qu'une description d'ensemble est assez difficile.

Voilà une malade qui vomit aussitôt après ses repas depuis vingt ans. Il en est d'autres qui vomissent trois ou quatre heures après les repas; d'autres n'ont que des régurgitations simples, remplacées parfois par des vomissements. D'autres encore ont des crises douloureuses avec spasmes du cardia, qui compliquent les vomissements.

Vous vous souvenez peut-être encore de ce

malade que le Dr CAUSSADE (1) m'avait montré, malade que l'on soignait depuis dix ans, sans succès, pour une sténose du pylore, avec ulcère. Il était resté au régime lacté depuis cinq ans, sans aucun profit; il ne pouvait absorber un aliment solide sans qu'il se produise une crise d'étouffements douloureux, angoissants, qui ne cessait qu'après le rejet des aliments.

L'examen radioscopique fit constater l'existence de l'aérophagie et d'un spasme du cardia; il fut guéri en dix-sept jours.

Cette observation, très résumée, est un document précieux; tout d'abord, parce qu'elle vous enseigne les erreurs de diagnostic possibles, lorsque l'aérophagie est méconnue, et, d'autre part, la gravité des conséquences de l'aérophagie, sans oublier la brève durée de la cure, comparée à l'ancienneté du mal.

Ces types cliniques sont oubliés dans vos livres; j'espère que désormais ils resteront dans votre mémoire. Cependant BOUVERET (de Lyon), qui a écrit tant de choses exactes sur l'aérophagie, a fait une remarquable étude de cette variété de vomissements. MM. MATHIEU et J.-CH. ROUX, LAUNOIS et MAUBAN ont donné d'excellentes descriptions de certaines autres variétés de vomissements par aérophagie.

Les examens radioscopiques nous ont permis à

____

(1) Ce sujet guéri a été présenté dans une leçon que j'ai faite à l'hôpital Tenon, en mars 1909.

Barret et à moi d'ajouter à ces études toutes les formes d'aérophagie discrète, avec signes cliniques réduits, dont le diagnostic est malaisé sans la radioscopie et dont les conséquences sont souvent redoutables (1).

Ces examens radioscopiques expliquent pourquoi les vomissements renferment tantôt des aliments, tantôt du liquide de sécrétion, quand le malade a le cardia fermé par un spasme et par conséquent accumule les liquides de déglutition au-dessus du cardia, l'œsophage se laissant distendre par l'accumulation des liquides sécrétés.

Vous avez ainsi l'explication du vomissement œsophagien, qui alterne avec les vomissements bilieux ou alimentaires, ou bien encore leur succède.

II

Vomissements dans la chorée de l'estomac.

L'observation que j'utiliserai pour vous décrire cette deuxième variété de vomissements concerne un malade que vous avez vu à l'hôpital Tenon et ici même l'an dernier. Son cas résume l'histoire clinique d'une forme grave de vomissements que la

(1) *La Clinique*, 14 mai 1909.

radioscopie a permis de décrire et dont l'existence était méconnue.

Ce malade (1), âgé de cinquante et un ans, employé au Ministère des Travaux publics, était traité depuis dix ans, sans succès, par de nombreux médecins, tous également réputés, lorsqu'il vint à la consultation. Pendant ces dix ans, malgré tous les traitements, malgré l'ablation de l'appendice, il avait des crises gastriques extrêmement douloureuses, avec vomissements bilieux et alimentaires; après les crises, il était incapable de s'alimenter durant dix à quinze jours.

Lorsqu'il me fut confié, les accès ne lui laissaient plus aucun répit et il avait recours aux injections de morphine pour diminuer ses souffrances.

Tous les diagnostics avaient été posés à propos de son cas, y compris ceux de lithiase biliaire et de crises tabétiques.

L'examen radioscopique révéla une agitation continuelle de l'estomac, des mouvements péristaltiques et antipéristaltiques désordonnés, choréiques, étendus à toute la hauteur du viscère, déterminant des changements incessants de calibre et de forme.

C'est cet aspect radioscopique si spécial que j'ai proposé avec BARRET de désigner sous le nom de *chorée de l'estomac.*

---

(1) Ce malade a été présenté à la Société de Radiologie médicale de Paris, à la séance du 10 mai 1910.

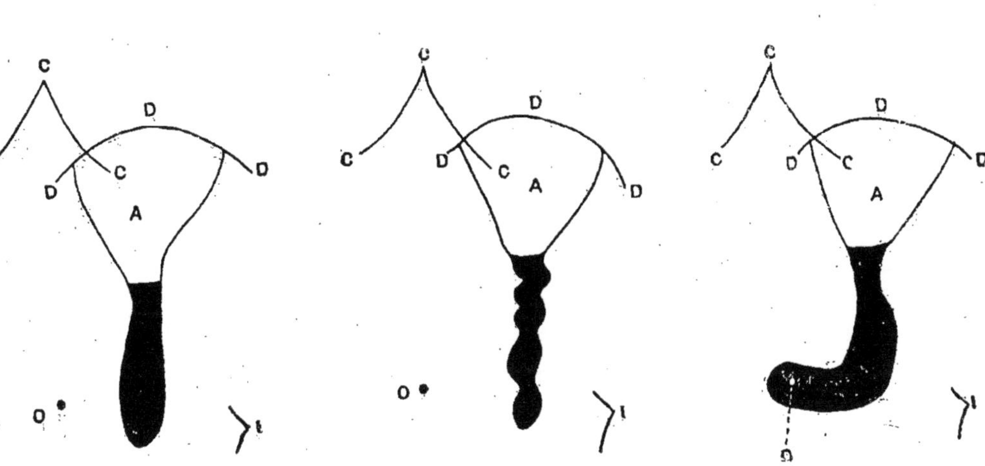

Fig. 8, 9, 10.
Chorée de l'estomac.
Trois aspects successifs du même estomac. Mouvements incessants.

A, Chambre à air. — CCC, Rebord costal. — DDD, Diaphragme. — O, Ombilic. — I, Épine illiaque antéro-supérieure.

Vous savez qu'à l'état normal les ondes motrices sont limitées à une étendue restreinte, au niveau de la région pylorique. Lorsqu'il y a sténose du pylore, ces ondes s'étendent beaucoup plus haut; mais les contractions sont inefficaces et ne vident pas ou vident mal l'estomac.

L'estomac choréique, au contraire, se vide assez facilement, car le lait de bismuth gommé franchit le pylore, alors même qu'il est le siège de spasmes ou de contractures.

Dès que le malade commença à suivre mes conseils, son état s'améliora. Les crises douloureuses et les vomissements cessèrent aussitôt; dans le premier mois, il n'eut qu'une seule crise, légère, de quelques heures de durée, après laquelle il put aussitôt se réalimenter.

En moins de six semaines, cet homme souffrant depuis dix ans pouvait prendre et supporter les aliments les plus variés.

Tous les symptômes accessoires non gastriques, mais de nature spasmodique, dont il se plaignait, avaient également pris fin : la constipation opiniâtre, les accès de rétention d'urine fréquents au cours de sa maladie, etc.

Ajoutons qu'un deuxième examen radioscopique, fait un mois après le premier, avait révélé un estomac calmé, normal, à contractions localisées dans la région pylorique

Le traitement avait été, dans ses indications essentielles, semblable à celui que j'ai exposé, avec détails (1), à propos des crises spasmodiques pyloriques qui simulent l'appendicite, lorsque le pylore abaissé et dévié correspond au point de MAC BURNEY. J'avais ajouté à ce traitement l'emploi quotidien de 3 grammes de bromure de sodium, *per os*, pour agir plus directement encore sur l'hyperesthésie de la muqueuse gastrique.

Laissez-moi vous commenter maintenant cette observation, qui a révélé l'existence de ce syndrome si intéressant, la chorée gastrique.

L'examen radioscopique permit de constater une véritable *névrose motrice* de l'estomac. Cette constatation me conduisit à prescrire le traitement que j'applique à toutes les variétés de névrose gastrique : le résultat de cette thérapeutique fut remarquable, puisque le malade, absent de son bureau durant deux ans, a repris ses occupations régulières et a une vie normale.

Cette chorée gastrique, cette névrose motrice s'accompagne parfois de spasmes pyloriques et de spasmes du cardia qui en compliquent la symptomatologie.

Cette chorée est à rechercher pour expliquer parfois des vomissements de nature indéterminée, évoluant par crises, accompagnés de phénomènes douloureux, d'intensité habituellement considérable.

Les crises ont une durée variable ; elles sont

____
(1) *Presse médicale*, 1ᵉʳ décembre 1909.

suivies de périodes de calme; mais lorsque les crises se sont prolongées, l'alimentation insuffisante, la douleur altèrent si bien la nutrition que le malade se présente avec un aspect inquiétant.

L'intensité des accès douloureux, leur nature entraînent des erreurs de diagnostic inévitables, ainsi que le démontre cette observation.

Sans l'examen radioscopique, je le répète, pour des cas semblables, il n'y a pas de diagnostic certain, bien que le retour des vomissements par crises ait une réelle importance pour le diagnostic.

Le malade qui vomit, parce qu'il est aérophage, vomit au contraire, comme je vous l'ai dit plus haut, chaque jour durant quatre ans, dix ans, vingt ans ou plus.

Dans ces deux variétés de vomissements, la rapidité de la guérison n'est pas la même. Le choréique s'améliore très vite, mais la guérison définitive exige plusieurs semaines de traitement.

III

Vomissements dans les sténoses médio-gastriques.

Au cours de nos examens radioscopiques, vous avez vu souvent des estomacs en sablier, c'est-à-dire des estomacs dont la partie moyenne est rétrécie sur une hauteur variable. Il en résulte que la cavité gastrique est divisée en deux segments réunis par un défilé plus ou moins facilement franchi par les liquides ou les solides.

Cette segmentation a des causes multiples dont les principales sont la cicatrisation d'un ulcus simple, une lésion de nature syphilitique ou cancéreuse; cette segmentation est quelquefois congénitale; elle est souvent encore déterminée par un spasme, qui rétrécit une portion de l'estomac, effilée sous l'influence d'une dilatation ancienne. Il s'agit dans ces cas d'une biloculation qui s'ébauche chez tous les dilatés dont l'estomac est allongé, qui se complète grâce aux spasmes, qui cesse dès que l'estomac est soulevé par un des procédés que je vous ai enseignés : c'est une sténose due à la traction opérée par le contenu gastrique, pesant sur le bas-fond de l'estomac.

Si variables que soient les causes des sténoses médio-gastriques, qu'il s'agisse d'une lésion définitive ou d'un spasme, les vomissements sont un des symptômes qui les accompagnent toujours.

Le malade, en effet, au lieu d'avoir un estomac qui se remplit en totalité, a un petit estomac dans lequel les aliments s'accumulent, la sténose s'opposant à leur descente dans la cavité inférieure. Le segment supérieur, petit, peu extensible, n'est pas disposé à recevoir le bol alimentaire normal.

Il en résulte que, lorsque le spasme est total ou la

sténose serrée, les vomissements se produisent avec une facilité et une fréquence très grandes.

La sténose médio-gastrique, qui donne naissance à ces vomissements, est assez banale; nous la rencontrons souvent. Elle est habituellement grave, parce que fréquemment méconnue; le malade continue à vomir et il en résulte que si vous ne faites pas le diagnostic en temps utile, vous pouvez voir le malade succomber à la cachexie par insuffisance d'alimentation.

Le 12 mai 1911, un confrère m'adressait ici une malade âgée de quarante-quatre ans, employée aux Postes et Télégraphes. A l'âge de dix-huit ans, elle avait eu des hématémèses abondantes, à deux reprises. Depuis lors, elle souffrait de l'estomac, avait des vomissements fréquents, si fréquents même que l'alimentation était devenue presque impossible dans les derniers mois.

L'examen radioscopique révéla une sténose médio-gastrique très serrée. Or, les hématémèses devaient faire songer à une sténose cicatricielle consécutive à un ulcus. Mais, comme le mari était paralytique général, il fallait penser aussi à la syphilis gastrique.

Je fis rechercher la réaction de WASSERMANN par le Dr JOLTRAIN : elle fut négative. Le traitement mercuriel, institué cependant, resta sans effets utiles. Aussi cette malade fut-elle traitée comme une dyspeptique grave, ayant un spasme médiogastrique, avant de considérer le rétrécissement comme définitif et, par conséquent, nécessitant l'intervention chirurgicale.

Elle n'a pu venir se présenter à vous ce matin. Je vous donnerai lecture de la lettre qu'elle m'a écrite pour s'excuser : « Je vais beaucoup mieux; je pourrais même dire bien, étant donné mon état, il y a un an. Je m'alimente de viandes grillées ou rôties, de légumes en purées, laitages, œufs, fruits cuits. J'ai très bon appétit; mes digestions sont rarement pénibles; j'ai eu trois ou quatre vomissements depuis le début du traitement... » Elle a enfin repris son travail régulier.

Nous avons examiné radioscopiquement cette malade dont l'état est satisfaisant; elle est guérie au point de vue fonctionnel et vous pourriez la croire guérie au point de vue anatomique.

Or, l'examen radioscopique démontre la persistance de la sténose médio-gastrique. La thérapeutique a supprimé les complications spasmodiques, qui déterminaient les symptômes pour lesquels elle avait consulté. La lésion gastrique définitive n'a pas été modifiée : il sera peut-être nécessaire, un jour, de recourir à une intervention chirurgicale.

Si la sténose avait été de nature syphilitique, elle se serait modifiée sous l'influence du traitement iodo-mercuriel, qui donne des résultats thérapeutiques aussi rapides que satisfaisants. J'en ai fourni la preuve à la Société Médicale des Hôpitaux le 25 février 1910, et je vous entretiendrai de ces questions en étudiant la syphilis gastrique.

IV

Vomissements des gastralgiques.

Nos malades gastralgiques vomissent pour diverses raisons. Les uns vomissent en provoquant d'abord le vomissement qui doit les soulager; en peu de temps, l'acte devient spontané, habituel.

Les autres vomissent parce que la douleur, l'excitation du plexus solaire déterminent ce vomissement, qui cependant chez eux peut avoir aussi une origine périphérique.

J'ai vu une dame, se faisant une entorse du pied, vomir au moment de l'accident; une autre, se pinçant le doigt dans une portière de voiture, fut également prise de vomissements au même instant.

La douleur périphérique, cause de vomissement, doit être connue de vous, car trop souvent, par le médecin et le chirurgien, ce symptôme est rapporté à une cause gastrique, intestinale ou péritonéale. Que d'appendices enlevés à cause de vomissements dont la nature était sans gravité et dont l'appendice n'était pas responsable!

Les gastralgiques phobiques vomissent encore, parce qu'ils ont peur de la crise ou pensent au vomissement. L'élément névropathique entre en jeu rapidement; la thérapeutique doit se baser sur ces considérations très importantes.

V

Les mythomanes. — Les simulateurs.

Les dernières variétés passées en revue me conduisent à vous parler des malades qui accusent des vomissements fréquents, anciens, dont ils précisent les modes d'apparition et la nature, avec un grand luxe de détails.

Le diagnostic reste hésitant parfois longtemps, comme pour ce jeune homme de trente ans qu'un médecin me montrait l'an passé.

Héritier d'une grosse fortune, désœuvré, voulant se rendre intéressant sans doute, il se plaignait de vomissements qui paraissaient plusieurs fois par jour. L'examen radioscopique prouva l'intégrité du viscère; quelques détails accessoires m'ayant laissé supposer que le malade nous trompait, je demandai qu'on m'envoyât les produits du vomissement pour une analyse.

Le jour même où je fis cette demande, un télégramme me pria de ne pas revenir; le mythomane était dépisté; le médecin du jeune homme me confirma l'exactitude du diagnostic.

C'est à un autre point de vue, au point de vue médico-légal, que l'observation suivante peut vous intéresser : le Dr Ch. Périer, chef du service médical de la Compagnie des chemins de fer du Nord, nous amenait un jour, pour un examen radioscopique, un malade qui avait reçu un choc violent à l'épigastre (1). Depuis l'accident, il souffrait, il vomissait et dépérissait. L'examen permit de constater une déformation considérable de l'estomac, déterminée sans doute par un hématome rétro-gastrique.

La Compagnie d'assurances, conformément à nos conclusions, dut payer au malade l'indemnité maxima.

Vous savez que les Compagnies exigent un deuxième certificat médico-légal, à la fin de la troisième année après l'accident, avant que le règlement de comptes soit définitif.

A ce moment, nous examinons le malade avec les Drs PÉRIER et BARRET. L'ancien blessé se plaignait toujours de ses vomissements, de leur fréquence, de leur abondance.

A l'entendre, son estomac ne gardait rien. L'examen radioscopique prouva que l'estomac était rempli; que, par conséquent, le malade nous trompait et, d'autre part, la déformation constatée, il y a trois ans, était considérablement diminuée. Il en résulta que l'indemnité fut très notablement réduite, au grand désespoir de l'accidenté, comme vous pouvez l'imaginer.

---

(1) LEVEN et BARRET, *Radioscopie gastrique et Maladies de l'estomac.* L'observation avec calques radioscopiques s'y trouve *in extenso.*

VI

Vomissements de la grossesse.

Votre attention doit être attirée sur une question dont les accoucheurs et les médecins semblent ne pas se préoccuper. Lorsque vous saurez que chez des malades ayant avorté une ou deux fois, pour arrêter des vomissements incoercibles, vous pouvez guérir les vomissements et mener à terme la grossesse, vous m'accorderez que le sujet n'est pas sans intérêt.

Il y a, en effet, un grand nombre de femmes enceintes qui vomissent, parce qu'elles sont des dyspeptiques banales. La grossesse fait oublier l'état dyspeptique; les accoucheurs rattachent ces vomissements à l'état névropathique ou à des intoxications, et la dyspepsie est abandonnée à elle-même.

Tantôt, on laisse les malades s'alimenter de façon bizarre, et je pourrais vous conter à cette occasion des histoires qui vous égaieraient, si les conséquences n'en étaient pas tragiques; on perpétue ainsi l'état dyspeptique et ces vomissements.

Tantôt, sous le prétexte de névrose, on s'imagine que la suggestion guérira la malade, qu'elle n'influence cependant pas.

Les données thérapeutiques que je vous expose

chaque année vous fourniront le moyen de guérir des vomissements qu'une thérapeutique impropre rend incoercibles, toutes les fois que des lésions viscérales graves ne les justifient pas.

Mon père, M. LEVEN, voulait même supprimer le vomissement incoercible de la nosologie. C'est une idée qu'il a exposée et défendue dans son livre, *Estomac et Cerveau*, paru en 1884.

· VII

Vomissements dans les cancers gastriques.

La femme enceinte est souvent une dyspeptique dont on oublie la dyspepsie; je puis employer une formule presque identique pour les cancéreux gastriques.

Ces malades ont un cancer, maladie infectante, cachectisante, qui causera leur mort; ils ont en même temps une dyspepsie dont les symptômes douleur, vomissements, etc., peuvent être améliorés et supprimés dans certains cas. Ces malades meurent cancéreux, meurent à cause du cancer et non pas à cause de leur dyspepsie. L'amélioration des symptômes dyspeptiques traités comme tels permet de modifier leur état général, de les faire engraisser, de leur rendre supportable l'existence, sans recourir aux narcotiques, aux stupéfiants, qui leur enlèvent force, énergie et volonté.

Le médecin ne doit pas, il me semble, dédaigner ces considérations, parfois très importantes, au point de vue social, car le malheureux condamné peut, jusqu'à la fin, s'occuper soit de sa profession et faire vivre les siens, soit être utile à sa famille, quelques semaines ou quelques mois de plus, comme guide ou comme conseiller!

VIII

Sténoses du pylore sans vomissements.

Je désire, pour terminer, vous parler d'une communication (1) que j'ai faite avec M. CAUSSADE sur les sténoses du pylore sans vomissements. Les trois observations que nous avons rapportées vous sont présentes à l'esprit. Vous avez vu et suivi les malades, et vous savez que tous trois sont des sujets chez lesquels la radioscopie, l'opération chirurgicale, l'évolution ou l'autopsie ont démontré :

1º L'existence d'une sténose serrée du pylore;

2º Dans les trois cas, l'existence d'une sténose néoplasique du pylore.

La radioscopie, dans ces trois cas, avait révélé des estomacs dilatés avec une stase considérable. Voilà donc des malades qui, avec un obstacle au

____

(1) Société de Thérapeutique, 24 janvier 1912.

pylore, avec une stase abondante, ne vomissent jamais. L'un a eu deux ans de maladie; l'autre a souffert un an et demi : ces malades n'ont pas vomi durant ce temps. Il y a donc, à côté des sténoses du pylore, caractérisées par des vomissements abondants, espacés, considérables, une variété de sténoses du pylore très intéressante, parce qu'elle ne détermine pas de vomissements.

Comme nous l'avons dit à la Société de Thérapeutique, il est important de les connaître, parce que, pour un malade analogue à l'un des nôtres que le regretté Dr GUINARD a opéré en février 1911, malade dont la symptomatologie laissa croire à une cholécystite calculeuse jusqu'au jour de l'opération, il résulte que le diagnostic retarde l'intervention et que la survie post-opératoire est ainsi compromise (1).

Dans notre communication, nous avons évidemment fait observer qu'il y a des sténoses du pylore sans vomissements bien connues, celles qui s'accompagnent d'incontinence du pylore. Mais, dans ce cas, il n'y a pas de distension de l'estomac.

Cette revue de types cliniques différents, caractérisés essentiellement par le symptôme vomissement, était destinée à vous suggérer quelques notions, qui vous rendront de grands services dans la pratique journalière.

Vous savez maintenant que la durée et l'ancien-

---

(1) Un examen radioscopique n'avait pas été fait avant l'opération.

neté des vomissements n'entraînent point leur incurabilité : les observations d'aérophagie, de chorée gastrique, de biloculation gastrique sont suffisamment démonstratives de cette donnée.

Vous avez vu que les descriptions classiques sont incomplètes et qu'il faut faire une place nouvelle à certaines variétés de vomissements : les vomissements de la dyspepsie de la grossesse et de la dyspepsie des cancéreux.

Vous avez appris qu'il y a des sténoses du pylore sans vomissements, malgré la stase gastrique qu'elles déterminent.

Il est nécessaire de faire de bons diagnostics étiologiques pour assurer la guérison de vos malades, puisque la thérapeutique découle de cette étiologie.

Enfin, le diagnostic étiologique, dans certains cas, doit être rapidement posé, car la dénutrition des malades, conséquence des vomissements, peut entraîner la mort, quelle qu'en soit la cause déterminante.

VIII

DYSPEPSIE ET TUBERCULOSE

Les dangers de la suralimentation. — La dyspepsie du tuberculeux est une dyspepsie banale, aggravée parfois par la suralimentation. — La toux. — Les dyspeptiques tousseurs considérés à tort comme tuberculeux. — Amaigrissement et engraissement des tuberculeux. — Certains tuberculeux peuvent
et doivent maigrir, sans que l'évolution de la tuberculose soit
aggravée. — L'alimentation des tuberculeux. — Diététique
simplifiée. — Le régime de Ferrier. — Valeur de la recalcification.

Nous discuterons aujourd'hui les rapports de la
dyspepsie et de la tuberculose et, au cours de cette
leçon, je serai conduit à vous exposer une thérapeutique alimentaire des tuberculeux, après avoir
fait l'étude critique de la suralimentation, après
avoir traité la question de l'amaigrissement et de
l'engraissement des tuberculeux.

Je vous dirai tout d'abord que je ne crois pas à
l'existence d'une dyspepsie spéciale aux tubercu-

leux; la dyspepsie tuberculeuse n'a jamais été, en effet, réellement démontrée. Le tuberculeux est dyspeptique, ou bien le dyspeptique est tuberculeux, comme vous voudrez.

Le sujet de cette conférence se rattache par certains points aux questions que j'ai traitées dans la précédente leçon, où j'ai étudié les vomissements de la grossesse, où je vous ai exposé qu'ils doivent être considérés comme des vomissements banaux chez une femme dyspeptique, hors certains cas exceptionnels. Vous avez vu que méconnaître cette notion, c'est laisser mourir d'inanition des femmes enceintes; c'est recourir à l'avortement provoqué, pour supprimer des accidents graves qui auraient pris fin si une thérapeutique convenable avait été instituée.

Je ne regrette pas d'avoir attiré votre attention sur ces données, puisque je ne les retrouve même pas indiquées dans deux périodiques importants parus récemment, où la thérapeutique des vomissements incoercibles de la grossesse est étudiée par des accoucheurs distingués.

Nous avons vu aussi que chez les cancéreux gastriques qui vomissent, dans la majorité des cas, le vomissement est également un vomissement banal de dyspeptique. J'en excepte ceux qui ont une raison d'être anatomique, dans une sténose pylorique, par exemple. Il ne s'agit, par conséquent, que de vomissements liés à la dyspepsie et non pas de vomissements spécifiques.

L'existence d'une dyspepsie syphilitique spécifique paraît au contraire démontrée, car cette
spécificité est vérifiée par l'efficacité du traitement
iodo-mercuriel. Je vous en fournirai des preuves,
lorsque nous étudierons la syphilis de l'estomac.

Quant à la dyspepsie spécifique du tuberculeux,
elle ne sera établie que le jour où un sérum antitu-
berculeux guérira la dyspepsie du tuberculeux,
sans régime alimentaire spécial.

Il existe, cependant, des manifestations tuberculeuses très graves au niveau de l'estomac. Des
thèses, anciennes et récentes, en font foi. Je vous
citerai, parmi les recherches les plus nouvelles
concernant ce sujet, le travail de GANGOLPHE sur
l'ulcère tuberculeux gastro-duodénal (*Lyon Médical*,
1908); celui de WINTERNITZ sur la tuberculose de
l'estomac (*Archives de John's Hopkins Hospital*,
1909); la thèse de MOURIQUAND (Lyon, 1909),
consacrée en partie aux tumeurs inflammatoires
de l'estomac d'origine tuberculeuse; l'étude de
PONCET et LERICHE sur les tumeurs et sténoses
pyloriques d'origine tuberculeuse et, enfin, le
rapport de GONZALÈS CAMPO sur l'estomac des tuberculeux, au premier Congrès International de
la Tuberculose, tenu en Espagne en 1911.

Les lésions graves tuberculeuses de l'estomac
donnent à la maladie des caractères spéciaux et
une allure propre; mais, ces réserves faites, si
je tiens à répéter qu'il n'existe pas, à mon avis, de
dyspepsie tuberculeuse, c'est que la croyance à

son existence a permis de naître à une thérapeutique
désastreuse, la thérapeutique de la suralimentation.

I

La suralimentation.

Les médecins qui ont préconisé la suralimentation ont oublié que le tuberculeux a un estomac
auquel le surmenage fonctionnel est aussi nuisible
que pour tout autre malade; ils ont cru sans preuves
à la nécessité d'un régime alimentaire particulier
pour le tuberculeux, régime supposé susceptible
d'améliorer la tuberculose, malgré sa nocivité pour
le tube digestif.

Cette conception a provoqué de tels mécomptes,
de telles déceptions, que l'enthousiasme du début
a été remplacé par l'abandon graduel de la suralimentation.

Au Congrès de Physiothérapie de mars 1910, où
j'ai exposé des considérations de cette nature, le
professeur MAUREL, de Toulouse, a pu dire : « La
publication des travaux communiqués à ce Congrès
donnera satisfaction à M. LEVEN » (1).

Que les temps sont changés!...

Il y a quelques jours, un médecin spécialisé pour

______

(1) *Comptes rendus du IIIe Congrès international de Physiothérapie*,
Paris, 29 mars-2 avril 1910, p. 1075.

la tuberculose m'adresse une malade dont l'estomac avait besoin d'être traité. Cette dame me raconte que mon confrère a diagnostiqué une tuberculose initiale et a conseillé la suralimentation.

La malade, sujette à des crises névralgiques et aux arthralgies rhumatismales, savait l'influence fâcheuse de l'alimentation abondante sur ces accidents douloureux, qu'elle avait vu s'améliorer avec un régime sévère et restreint. Elle fit part de ses craintes au médecin, qui répondit : « Je préfère guérir la tuberculose et laisser reparaître ces crises rhumatismales. »

N'êtes-vous pas, comme moi, déconcertés par des raisonnements de cette sorte. Ils laissent supposer que l'homme est constitué par une série d'organes indépendants les uns des autres, dont les réactions morbides sont sans liens entre elles. Vous êtes tuberculeux; il ne faut songer qu'à l'infection bacillaire; que l'alimentation endommage l'estomac, surmène le foie, lèse le rein, qu'importe, pense le médecin. Il existe un ennemi : la tuberculose; il n'est plus question que d'elle.

Cette conception de l'infection tuberculeuse vous est démontrée inexacte par les faits dont je vous rends témoins à la consultation du vendredi. Vous me voyez considérer le tuberculeux dyspeptique comme un dyspeptique ordinaire, le traiter comme tel, et vous constatez aussi les améliorations de l'état général et de l'infection tuberculeuse dans maintes circonstances.

Par quel mécanisme ces améliorations se réalisent-elles, l'état gastrique étant seul mis en cause? L'explication se trouve sans doute dans les retentissements à distance des altérations fonctionnelles de centres aussi importants que les centres digestifs; ces améliorations sont la conséquence des modalités de la résistance à l'infection microbienne, lorsque la nutrition, au sens le plus compréhensif du mot, est améliorée, restaurée.

II

La toux.

Parmi les symptômes de la tuberculose que la suralimentation entretient et aggrave, il faut placer au premier rang le symptôme toux.

Cette suralimentation exagère non seulement la toux réflexe gastrique des tuberculeux, mais encore la toux qui dépend des sécrétions bronchiques et pulmonaires.

Vous serez sans doute surpris par l'énoncé de cette dernière opinion, dont la valeur est pourtant mise en évidence par l'influence du régime alimentaire sévère chez les bronchitiques vulgaires et même chez les enfants atteints de coqueluche.

La suralimentation peut donner naissance à des erreurs de diagnostic, lorsque vous êtes en présence de ces dyspeptiques, enfants ou adolescents, chez lesquels la dyssymétrie respiratoire est fréquente, attribuable à un développement inégal des deux moitiés de la cage thoracique.

Le manque d'exercices physiques, une respiration défectueuse, une inaptitude à bien respirer, expliquent ces anomalies respiratoires. Dans quelques cas, cette dyssymétrie est corrigée parfois par la simple auscultation fréquemment répétée.

Les parents vous font examiner leurs enfants, pâles, amaigris, toussant. Influencés par l'auscultation, vous suralimentez aussitôt ces jeunes sujets, pour enrayer une tuberculose menaçante; la toux s'exagère, parce que la dyspepsie, qui avait créé la toux, est aggravée par le nouveau régime.

Cette recrudescence de la toux vous émeut et vous augmentez la suralimentation, qui provoque l'anorexie, la diarrhée, symptômes qui contribuent à vous persuader du bien-fondé de vos craintes, alors que vos malades ne sont que des dyspeptiques « faux tuberculeux » (1).

III

Amaigrissement et engraissement des tuberculeux.

A l'étude des rapports de la tuberculose et de la dyspepsie se rattache étroitement la question

(1) G. LEVEN, *Des dyspeptiques considérés à tort comme tuberculeux.* *(Revue de la Tuberculose*, juin 1908, n° 33.)

de l'engraissement et de l'amaigrissement des dyspeptiques tuberculeux. S'il faut considérer la toux du tuberculeux comme une toux complexe d'origine gastrique, d'une part, et de nature tuberculeuse sécrétoire, d'autre part; s'il est nécessaire d'envisager la dyspepsie du tuberculeux comme une dyspepsie non spécifique, il n'est pas moins important, à mon avis, d'observer l'amaigrissement et l'engraissement du tuberculeux à la lumière des notions que j'enseigne sur l'engraissement et l'amaigrissement, en général. Sur ce point, je serai très bref, parce que, dans notre prochaine leçon, je traiterai la question des variations du poids, de l'engraissement et de l'amaigrissement des dyspeptiques.

Le tuberculeux amaigri que vous soignez, que vous cherchez à faire engraisser, que vous suralimentez, que devient-il? Dans certains cas, il se passe pour lui ce qui s'est produit pour des malades que je vous ai présentés. Vous les suralimentez et cependant ils maigrissent. Vous pourriez être inquiets et dire : « La suralimentation est insuffisante, il faut l'accroître ». Votre malade cependant maigrit encore. Vous redoutez une tuberculose très grave et vous vous trompez étrangement!

Dans un autre cas, vous traitez un tuberculeux que vous suralimentez; il engraisse : vous vous en réjouissez. Il engraisse encore; votre joie croît en proportion directe du nombre de kilogrammes qu'il a gagnés. Avez-vous le droit de vous désoler à l'excès avec le malade qui maigrit et de trop vous réjouir avec celui qui engraisse? Je vous répondrai : ne triomphez pas bruyamment, ni ne vous alarmez sans mesure.

Essayez de déterminer, comme je vous apprendrai à le faire, si l'engraissement est physiologique ou non, si l'amaigrissement est physiologique ou non. En effet, que le malade soit ou ne soit pas tuberculeux, cet engraissement peut être nuisible, pathologique, et l'amaigrissement utile, physiologique.

Lorsque je suis consulté par un tuberculeux qu'un médecin a traité par la suralimentation pour l'engraisser, je l'avertis que, mon régime améliorant ses fonctions digestives, il doit s'attendre à maigrir. N'avez-vous pas là une preuve que l'engraissement sous l'influence de la suralimentation est un engraissement éphémère, pathologique?

Vous aurez comme moi à soigner des dyspeptiques qui ont été tuberculeux, qui ont engraissé, des malades qui ont eu dans leur enfance une coxalgie, qui viennent vous consulter pour leur estomac, malades très gros, qui vous disent : « Docteur, j'espère que votre traitement ne me fera pas maigrir, parce que les médecins m'ont toujours conseillé de garder mon poids; ils ont ajouté que, le jour où il diminuerait, ce serait inquiétant. »

Que de discours nous serons obligés de faire, pour convaincre les malades et leur prouver que leur diminution de poids ne sera pas nocive, bien au contraire.

Si cet obèse, coxalgique ancien, est obèse parce qu'il est dyspeptique, je puis, je dois guérir sa dyspepsie et le faire maigrir sans que sa tuberculose en souffre. J'ai publié, il y a plusieurs années, des observations de cet ordre où des malades, qui se refusaient à se laisser soigner, craignant de maigrir parce qu'ils avaient été tuberculeux, ont perdu 12 à 15 kilogrammes, ont vu cesser les symptômes dont ils souffraient, sans que reparaisse la tuberculose tant redoutée.

Il y a donc des tuberculeux gras, obèses, qui maigrissent avec profit, de même qu'il y a des tuberculeux maigres qui engraisseront avec avantage. Si leur amaigrissement était morbide, ils doivent engraisser. Mais si leur amaigrissement ou leur état de maigreur est ce que j'appelle la maigreur physiologique, si je parviens à les engraisser en les suralimentant, je fais une besogne nuisible. Du reste, l'engraissement n'est pas un obstacle à l'évolution de la tuberculose : vous constaterez quelquefois, à l'autopsie, des lésions viscérales tuberculeuses en évolution chez des malades, pesant plus de 100 kilogrammes. J'en ai observé un cas dans ce service, et M. CAUSSADE a trouvé une tuberculose rénale étendue chez un des malades auxquels je fais allusion.

IV

L'alimentation des tuberculeux.

Les considérations que je viens de vous exposer simplifieront considérablement la thérapeutique et la diététique du tuberculeux.

L'homme est sain ou malade : dès l'instant où il devient un malade, quelle que soit la réaction morbide, qu'elle prédomine au niveau du rein, du cœur, du poumon ou de la vessie, les données essentielles de l'alimentation sont les mêmes. Un tuberculeux doit être suralimenté, dit-on.

Pourquoi suralimenter un tuberculeux et pas un cardiaque? Pourquoi suralimenter un tuberculeux et pas un rénal? Logiquement, il n'y avait pas de raison; une conception illogique de la maladie a fait naître ces erreurs.

De même, d'autres conceptions illogiques ont dominé longtemps la question du régime lacté. Autrefois, on enseignait qu'un rénal devait prendre 4 à 5 litres de lait, pour avoir une diurèse suffisante. Aujourd'hui, on s'aperçoit que le rénal est, comme le dyspeptique, un malade qui a besoin d'une alimentation suffisante et non indigeste. Et alors vous voyez à ce même Congrès de Physiothérapie de 1910 des médecins tels que GRŒDEL (de Nauheim), que M. FIESSINGER, raisonner et conclure comme moi.

Ces auteurs ont observé que les rénaux et les cardiaques, avec des rations liquides excessives, dilatent leur estomac, compromettent leur circulation générale, et, tous deux, pour éviter ces inconvénients, donnent à leurs malades un litre et demi de lait et se félicitent des résultats remarquables qu'ils obtiennent. GRŒDEL et M. FIESSINGER racontent aussi que des malades, qui n'urinaient pas en absorbant 4 litres de lait, ont une diurèse normale, lorsqu'ils ne prennent plus qu'un litre et demi de lait.

Mon argumentation en faveur de la diététique simplifiée trouve encore des armes utiles dans les faits suivants. Vous savez qu'on interdit aux brightiques les viandes noires dont on craint la toxicité plus forte que celle des viandes blanches. Or MM. LINOSSIER et LEMOINE (1) ont établi que la toxicité des viandes blanches n'est réduite que par leur cuisson toujours plus prolongée que celle à laquelle les viandes noires sont soumises.

Elle utilise encore une récente étude critique des opinions relatives à l'alimentation des brightiques due à CASTAIGNE (2).

Cet auteur nous dit : « Pour le malade dont le rein est touché, qui a été à un régime sévère un temps suffisant, il ne faut pas du tout craindre de varier

(1) *Presse médicale*, 2 mars 1910.
(2) *Ibid.* 31 janvier 1912.

l'alimentation. Que nous sommes loin du temps où de malheureux brightiques étaient condamnés durant des années au régime lacté, source de mille misères et d'ennuis pour eux!» CASTAIGNE rappelle dans son article que c'est M. TALAMON qui, il y a quelques années, a jeté le cri d'alarme; puis sont venus les travaux de MM. ACHARD et CASTAIGNE, de M. WIDAL, qui ont permis d'affirmer qu'un régime sévère n'est utile que s'il y a de la rétention chlorurée ou azotée. CASTAIGNE autorise une alimentation très variée et beaucoup moins exclusive qu'elle ne l'était dans le passé.

Lorsque je vous ai démontré qu'on peut simplifier la question des régimes, parce qu'il n'y a pas lieu de considérer les tuberculeux comme une catégorie spéciale de malades, lorsque j'ai invoqué le témoignage et l'autorité de GRŒDEL, de M. FIESSINGER, de CASTAIGNE, c'était pour vous prouver comment on est arrivé à une conception plus exacte de la question des régimes. Et cependant, en France et à l'étranger, paraissent souvent de gros volumes consacrés aux régimes alimentaires. Ils renferment des pages nombreuses relatives au régime des dyspeptiques, au régime des albuminuriques, au régime des cardiaques, etc.

Si j'avais à écrire un livre comme ceux-là, j'exposerais en quelques pages toutes les notions nécessaires à l'hygiène alimentaire des malades; le médecin y trouverait toutes les données essentielles de l'alimentation du fébricitant, du tuberculeux chronique, du dyspeptique, du cardiaque, etc., puisque ces données sont à peu près les mêmes pour ces états si différents.

Vous comprendrez aisément, maintenant, pour quelles raisons un régime préconisé récemment contre la tuberculose a pu m'intéresser : c'est le régime de FERRIER, le régime de recalcification, régime que MM. LETULLE et SERGENT utilisent dans leurs services et qui leur a donné des résultats satisfaisants. Ce régime est caractérisé : 1º par une alimentation spéciale; 2º par une thérapeutique de recalcification. L'idée théorique qui a guidé FERRIER est la suivante : il a constaté que chez les tuberculeux la décalcification dentaire était fréquente, et il s'est dit que, cette décalcification devant favoriser la germination de la tuberculose, il fallait tenter de recalcifier les sujets. Il prescrit, à cet effet, des poudres contenant du phosphate de chaux tribasique, du carbonate de chaux et de la magnésie calcinée.

Mais, pour que ces poudres soient agissantes, il faut que le milieu acide et que l'acidité des tissus soient réduits au minimum. Voilà pourquoi il propose un certain régime qui — et je souligne le fait — est à peu près celui que je prescris à tous les dyspeptiques peu gravement atteints. C'est une alimentation fort simple, qui est la médication diététique idéale des malades dont la dyspepsie légère n'est compliquée ni de dilatation gastrique, ni d'aérophagie, ni de complications autres.

Je vous ferai observer que, si je crois au rôle utile de l'alimentation dans le système de FER- RIER, je suis sceptique en matière de recalcification, parce que l'assimilation de tous les produits que FERRIER conseille est problématique.

L'assimilation par l'organisme de produits miné- raux est seulement réalisée, quand ces produits sont incorporés dans les tissus avec l'aliment lui- même.

Tout ce qui est poudre inerte, insoluble, reste dans l'intestin, ne passe pas dans les tissus. On l'a vérifié pour le bismuth.

J'admettrais volontiers que si FERRIER modifie l'état dyspeptique de ses malades tuberculeux avec ses poudres, s'il favorise la digestion du régime qu'il leur prescrit, s'il améliore leur état dyspeptique, il en est ainsi parce que ses poudres inertes agissent sur l'estomac et sur l'intestin, exactement comme le carbonate et le sous-nitrate de bismuth que nous employons tous les jours.

Et, en effet, il y a longtemps que la poudre de corne de cerf (carbonate de chaux) fait partie de notre arsenal thérapeutique, que le phosphate de chaux, la magnésie sont utilisés pour les dyspep- tiques.

Il serait intéressant de réaliser l'expérience, qui consisterait à supprimer les poudres dites recalci- fiantes et à les remplacer par les poudres de bismuth, par exemple, pour juger le rôle réel de la recalci- fication dans le traitement de la tuberculose.

Avec un régime alimentaire convenable et peu compliqué, on obtient donc des résultats excellents; on améliore autant que faire se peut les tuberculeux, ceux dont l'infection bacillaire n'est ni trop étendue, ni trop virulente.

Dans les sanatoria, avec des régimes d'une application coûteuse ou difficile, les résultats ne seraient pas meilleurs.

IX

L'AMAIGRISSEMENT ET L'ENGRAISSEMENT
DES DYSPEPTIQUES

Fixité du poids du corps chez l'homme sain. — La suralimentation
n'engraisse pas l'homme sain. — Le surmenage physique n'est
pas un facteur constant d'amaigrissement. — L'obésité paraît,
lorsque l'appareil nerveux régulateur du poids n'a plus un
fonctionnement physiologique. — Le poids physiologique est
le poids actuel d'un sujet considéré comme normal. — Limites
des variations de poids. — L'amaigrissement favorable des
dyspeptiques maigres. — L'engraissement et l'amaigrissement
au cours de l'ictère par rétention; leur valeur séméiologique.
— L'ictère par rétention, seul, ne fait pas maigrir. — L'amaigrissement des ictériques suffisamment nourris démontre
que l'ictère a une cause maligne. — L'interprétation des
pesées.

Je vous entretiendrai aujourd'hui de certaines
questions concernant l'amaigrissement et l'engraissement des dyspeptiques, laissant de côté toutes les
autres variétés d'engraissement ou d'amaigrissement, aussi bien celles qui s'observent au cours des
intoxications que celles qui dépendent de maladies

infectieuses ou cachectisantes, de dystrophies glandulaires, etc.

La dyspepsie mérite d'occuper le premier rang dans ce groupe des influences morbides, qui jouent un rôle dans les variations du poids du corps, et c'est pourquoi cette leçon sera consacrée tout entière aux modifications du poids, d'origine dyspeptique.

Une notion essentielle sur laquelle j'attirerai tout d'abord votre attention est la suivante : L'homme, à l'état de santé, aux différents âges de la vie, présente un poids d'une fixité presque absolue. Vers 25 ans, âge du développement complet, l'homme normal atteint un poids dont la fixité est presque constante, à un ou deux kilogrammes près ; dès que ce poids varie, il faut admettre qu'il a cessé d'être normal.

Aussi, lorsqu'un sujet, entre 35 et 40 ans, commence à grossir, au lieu d'incriminer l'âge pour justifier cet engraissement, admettez avec moi qu'il grossit, parce qu'il est entré dans la maladie. Il est devenu dyspeptique ; mais sa dyspepsie est parfois légère, caractérisée par des symptômes discrets qu'il faut savoir chercher et dépister, symptômes dont l'énumération a été faite dans une des leçons consacrées à la dyspepsie.

Une enquête étiologique soigneuse montrera comment et pourquoi il est devenu dyspeptique. _

I

Fixité du poids du corps
chez l'homme sain.

La fixité du poids du corps s'observe aussi bien chez l'homme que chez la femme, à l'état de santé parfaite, et cette fixité du poids ne doit pas être influencée par certaines causes, qui paraissent, *à priori*, susceptibles de la modifier.

C'est ainsi que, chez un sujet normal, la suralimentation n'augmente pas le poids du corps. A la longue, la suralimentation, créant la dyspepsie, engraissera le sujet qui a, durant un temps variable, lutté contre l'engraissement au moyen de procédés multiples dont l'organisme a le secret.

La suralimentation engraisse plus facilement certains malades que d'autres, et cette aptitude à l'engraissement, considérée avec une grande satisfaction par certains médecins spécialisés dans le traitement de la tuberculose, me paraît au contraire témoigner d'une fragilité morbide excessive.

La suralimentation, créant la dyspepsie, n'engraisse pas nécessairement tous les malades : elle détermine même parfois l'amaigrissement.

Le sujet normal lutte également contre l'amaigrissement, lorsque l'alimentation subit une réduction relative, pendant un certain temps. Il utilise, sans doute, pour conserver son poids des procédés analogues à ceux qu'il emploie pour se défendre contre l'engraissement.

Il en est tout autrement pour l'homme malade, chez lequel l'équilibre du poids est très instable et chez lequel s'observent des variations par excès ou par défaut, déterminées par des causes inefficaces pour les réaliser chez l'homme normal.

Le surmenage physique, d'autre part, sauf les cas où sa prolongation excessive détruit la santé, n'est pas un facteur constant d'amaigrissement. S'il le devient, c'est en compromettant l'intégrité de la santé; s'il l'est aisément, c'est que l'homme n'est plus à l'état physiologique.

J'ai démontré dans mon livre sur l'obésité que le surmenage provoque l'engraissement aussi bien que l'amaigrissement; il est intéressant de rapprocher ce fait de l'engraissement et de l'amaigrissement dus à la suralimentation.

Toutes ces données, que je vous ai exposées brièvement, vous paraîtront sans doute plus claires, si nous établissons des comparaisons entre les variations du poids du corps et les variations thermiques; si nous cherchons des analogies entre les unes et les autres.

Un homme normal conserve sa température propre, quelle que soit la température du milieu extérieur où il est placé; l'animal à sang chaud a un équilibre thermique constant. Cet équilibre est détruit par la maladie; la température du typhique, qui s'abaisse dans un bain froid, en est un exemple très démonstratif.

On admet l'existence d'un appareil nerveux régulateur de la température, et de nombreux auteurs ont essayé de déterminer sa localisation cérébrale. On conçoit son mode d'action; on comprend les influences pathologiques, qui faussent son mécanisme et suppriment plus ou moins longtemps l'équilibre thermique.

La notion de l'existence d'un appareil nerveux régulateur du poids apportera une grande clarté dans presque toutes les questions relatives aux variations de poids.

L'étude de la physiologie pathologique de l'engraissement et de l'amaigrissement, la démonstration de l'influence du système nerveux central et périphérique sur les variations de poids, — le plexus solaire étant mis en cause primitivement ou secondairement, — les recherches antérieures de MANUEL LEVEN (1) sur ce sujet, m'ont amené à formuler l'hypothèse qu'il existe un appareil nerveux régulateur du poids, dont j'ai essayé d'établir l'existence dans mon livre, *L'Obésité et son traitement*, paru en 1904.

Cette hypothèse donne l'explication de nombreux problèmes concernant l'engraissement et l'amaigrissement physiologiques et pathologiques et simplifie ces sujets si complexes. Nous l'utilise-

______

(1) M. LEVEN, *La Névrose*, Paris, 1887.

rons donc au cours de cet exposé de faits, nouveaux pour un grand nombre d'entre vous.

Aussi longtemps que cet appareil nerveux régulateur du poids a un mécanisme parfait, le suralimenté n'engraisse pas; le sujet peu alimenté ne maigrit pas; le surmené conserve son poids, parce que la régulation automatique augmente les dépenses ou les diminue dans une mesure convenable. Si cependant ce mécanisme est compromis par une influence nuisible trop longtemps agissante, il se fausse et les effets de la suralimentation ou du surmenage se font sentir.

Les altérations de ce mécanisme, sans que je puisse vous en donner les raisons, ont comme conséquence l'engraissement chez l'un, l'amaigrissement chez l'autre, tantôt l'un et l'autre chez le même sujet, à différentes périodes de sa vie.

En effet, malgré l'invariablité de la vie physique et de l'hygiène alimentaire, avec les mêmes dépenses physiques et les mêmes recettes alimentaires, certains sujets engraissent et maigrissent alternativement. Cette constatation seule démontrerait déjà que le problème de l'engraissement et de l'amaigrissement n'est pas résolu par l'étude des calories absorbées ou dépensées, comme tant de théoriciens voudraient l'admettre.

II

Le poids physiologique.

Il y a de nombreux sujets qui se trouvent trop gros ou trop maigres; les uns désirent maigrir, les autres souhaitent d'engraisser. Or, parmi ceux qui consultent le médecin avec l'espoir de modifier leur poids, il en est souvent qui ne sont ni trop gros, ni trop maigres. Ils vous font toujours remarquer que leur poids ne correspond pas aux nombres indiqués pour des sujets ayant leur taille, qu'ils n'ont pas un poids en rapport avec le nombre de centimètres qu'ils mesurent.

Voici, par exemple, une dame qui trouve son poids excessif et qui consulte pour maigrir. Un examen soigneux prouve l'intégrité de tous ses appareils et de toutes ses fonctions; aussi faut-il lui répondre que son poids actuel est « son poids physiologique » et la mettre en garde contre toute tentative thérapeutique d'amaigrissement. Il y a lieu de lui affirmer qu'elle ne doit pas tenir compte des nombres indiqués dans les tables de poids et qu'elle détruirait sa santé, en diminuant son poids par les procédés variés qui lui seront sans doute proposés.

Je tiens souvent le même langage à des gens maigres, à des sujets se trouvant maigres, mais que l'examen démontre en possession de leur « poids physiologique », leur maigreur étant physiologique.

Cette maigreur physiologique est parfois extrême. Je vous parlerai plus loin d'un malade que vous avez vu, à plusieurs reprises, au cours du traitement qu'il a suivi.

Cet homme mesure 1 m. 72 et pèse 49 kilogs. Lorsqu'il était malade, il pesait 72 kilogs, poids paraissant théoriquement en rapport avec sa taille. Or, son « poids physiologique » est de 49 kilogs, très inférieur aux moyennes connues. Ce poids est son « poids physiologique », parce qu'il jouit actuellement d'une santé parfaite, travaille avec énergie et ne souffre plus d'aucun des symptômes qu'il présentait au début du traitement.

Le « *poids physiologique* » sera donc défini : *le poids actuel d'un sujet, considéré comme normal*, après un examen complet de tous les appareils et de toutes les fonctions.

III

Limites des variations de poids.

Tous les malades désirent connaître le poids minimum ou maximum qu'ils atteindront, sous l'influence du traitement. Lorsque l'obésité est considérable, lorsque le malade consent à garder un repos presque absolu, la diminution de poids est rapide, et dès le premier mois, elle est de 8 à 10 kilogrammes; dans les mois suivants, elle est de 4 kilogrammes par mois; mais elle se ralentit à mesure que le sujet se rapproche de « son poids physiologique ». Affirmez à l'obèse dyspeptique, soumis au traitement que je conseille, que son amaigrissement évoluera régulièrement, comme je viens de vous le dire. Refusez-vous toujours à lui indiquer le poids minimum qu'il atteindra, car vous risqueriez fort de vous tromper. Répondez-lui, en vous appuyant sur les considérations exposées plus haut : la diminution du poids sera définitive le jour où tous les symptômes morbides liés à la dyspepsie auront pris fin, le jour où l'appareil nerveux régulateur du poids aura un mécanisme normal. Ce mécanisme retrouvera son intégrité au moment même où l'irritation solaire sera supprimée. Lorsque l'interrogatoire du malade et l'examen clinique vous prouveront que la santé est restaurée, vous serez autorisés à dire que le « poids physiologique » est atteint et que l'amaigrissement a pris fin.

Quand le problème se pose à propos d'un sujet amaigri, il se résout de la même manière. L'évolution de l'engraissement utile, sous l'influence d'une thérapeutique basée sur cette pathogénie de l'amaigrissement, lié à la dyspepsie, est la même que celle de l'amaigrissement réalisé chez les obèses dyspeptiques.

Le sujet amaigri cessera d'engraisser, le jour où il sera redevenu normal, et si l'embonpoint atteint ne le contente pas, il ne vous restera qu'à lui démontrer scientifiquement que le poids obtenu est son « poids physiologique ».

IV

L'amaigrissement favorable des dyspeptiques maigres.

Les dyspepsies les plus légères, celles dont la symptomatologie est assez réduite même, pour que malades et médecins les méconnaissent, sont la raison d'être de variations de poids plus ou moins considérables.

Supposez le cas d'un sujet dont le poids, sous l'influence d'une dyspepsie méconnue, dépasse de 15 à 20 kilogrammes son « poids physiologique »; il peut, toutefois, malgré ce nombre de kilogrammes supérieur à son « poids physiologique », avoir l'aspect d'un sujet normal et souvent même l'aspect d'un sujet presque maigre.

Supposez, de plus, que sa dyspepsie discrète, caractérisée uniquement par une sensation de pesanteur gastrique après le repas, par la lassitude, l'envie de dormir au sortir de table, quelques céphalées de temps à autre, disparaisse sous l'influence d'un changement de régime, en apparence insignifiant, mais suffisant cependant pour corriger les erreurs alimentaires. Admettez que le malade mastique avec plus de soin, qu'il diminue sa ration de pain, supprime le vin, qu'il ait des heures de repas plus régulières, par exemple.

Le malade n'attache pas plus d'importance à ces

détails minimes qu'aux petits symptômes dyspeptiques qu'il présente. Et cependant, à son insu, sa dyspepsie prend fin, et la guérison de cette dyspepsie rendant à l'appareil nerveux régulateur du poids un fonctionnement normal, le malade perd tous les kilogrammes qui avaient modifié son « poids physiologique ».

Ce poids est susceptible de se réduire vite et la perte de poids peut dépasser 20 kilogrammes dans ces conditions.

Qu'arrive-t-il alors? Malades et médecins ne considèrent que l'amaigrissement; ils n'ont point compris sa raison d'être et il en résulte des faits tels que ceux que je vous résumerai brièvement.

Il y a onze ans, un des professeurs agrégés de Sciences à la Faculté de Médecine de Paris perdait 15 kilogs en quelques mois; il consulte ses amis qui furent très inquiets, car ils étaient persuadés qu'une maladie très grave germait : cancer, tuberculose, etc... Lorsqu'il me raconta son histoire, la diminution de poids persistait et sa santé était excellente. Les inquiétudes qu'il avait inspirées ne s'étaient point justifiées.

Sa santé, toujours parfaite, démontre encore l'exactitude du diagnostic que j'avais fait à ce moment et le bien fondé des explications que je lui avais données, pour interpréter cet amaigrissement. Cette perte de 15 kilogrammes, en apparence spontanée, était un retour à « son poids physiologique » altéré par une dyspepsie minime, à laquelle un léger changement de régime avait mis un terme.

Je vous présenterai maintenant le malade dont je vous ai déjà parlé, au cours de cette leçon. Je n'ai pas le temps de vous lire son *curriculum vitæ* qu'il m'a rédigé et dont tous les détails sont du plus haut intérêt.

Ce malade, employé à la Préfecture de la Seine, est âgé de 40 ans. C'est le 21 février 1911 qu'il vint me consulter. Il pesait alors 54 kilogr. 150, mesurant 1 m. 72 de hauteur.

Le 1er août de l'année 1910, il pesait 72 kilogrammes. Il avait donc perdu environ 18 kilogrammes en sept mois.

Vers l'âge de 16 ans, il avait eu une coxalgie et avait dû rester une année dans une gouttière de Bonnet. Depuis lors, on a toujours agité devant lui le spectre de la tuberculose; on a toujours suspecté ce mal pour interpréter les incidents divers de sa vie pathologique; on l'a cru perdu, lorsqu'il eut, à l'âge de 26 ans, une pneumonie qui guérit parfaitement et à la suite de laquelle on lui défendit de quitter l'Algérie, sous peine de phtisie aiguë.

Il rentra cependant en France et la tuberculose ne vint pas et n'est pas encore venue, après quatorze ans.

Toute sa vie, il fut suralimenté pour combattre une tuberculose menaçante et le résultat fut une dyspepsie assez grave.

Au mois d'août 1911, alors qu'il pesait 72 kilogr., il eut la bonne fortune de rencontrer un médecin qui lui montra les erreurs de son hygiène alimentaire, de sa suralimentation. Ces conseils eurent les conséquences suivantes : amélioration de la dyspepsie et diminution du poids, retour graduel au poids physiologique.

Les pesées successives donnèrent les poids suivants :

1er août	1910........	72 kilogrammes.
12 septembre	—	68,500
30 —	—	65,300
4 octobre	—	65,500
23 —	—	64,100
30 —	—	63,600
5 novembre	—	63,500
12 —	—	64
19 —	—	64,100
25 —	—	63,500
24 décembre	—	60,600
25 janvier	1911........	58,200
16 février	—	55,300
21 —	—	54,150
24 —	—	53,800
3 mars	—	53,100
24 —	—	50,200
31 —	—	50,600
14 avril	—	50,950
21 —	—	50,950
6 mai	—	51,500
2 juin	—	49,950
13 octobre	—	49,500
15 décembre	—	Poids stationnaire.
mars	1912........	Poids stationnaire.
juillet	—	Poids stationnaire

Ce malade, le 21 février 1911, à la première consultation que je lui donnai, avait donc perdu 18 kilogr. sans qu'un examen clinique soigneux ait permis de découvrir chez lui une quelconque des causes fréquentes ou rares d'amaigrissement

Un examen radioscopique montra l'intégrité des organes thoraciques et abdominaux, et vous vous souvenez sans doute qu'en dernière analyse, je posai le diagnostic d'amaigrissement favorable chez un dyspeptique maigre, dont la dyspepsie s'améliore.

Au premier examen, j'avais éliminé toutes les maladies cachectisantes, y compris le cancer du pancréas, suspecté par le médecin traitant alors ce malade, en vous priant de regarder les conjonctives de ce malade et de noter leur coloration normale, très satisfaisante. Une maladie cachectisante, susceptible d'expliquer une perte de poids de 18 kilogr., aurait déterminé une anémie telle, que nous en aurions eu la preuve sur la muqueuse conjonctivale. Un examen du sang avait, d'autre part, prouvé qu'il était normal, à tous les points de vue (numération globulaire, formule leucocytaire, taux de l'hémoglobine, etc.). J'annonçai au malade qu'il guérirait, mais qu'il continuerait peut-être à maigrir, jusqu'au retour au « poids physiologique » que je ne lui précisai pas.

Il a guéri, en effet, et cet homme, qui durant six mois perdit le sommeil, parce que son amaigrissement graduel le terrorisait, travaille depuis cinq mois, a un moral excellent, a retrouvé le bonheur de vivre, oublié depuis le jour où on lui a fait craindre la tuberculose; il marche vers une vie nouvelle... Je cite textuellement les derniers mots de son long récit.

Il a donc perdu 22 kilogr. 500. Il pèse 49 kilogr. 500. Il a recouvré sa « maigreur physiologique »; sa dyspepsie est entièrement guérie

Dans un article que j'ai publié dans la *Presse médicale* du 2 septembre 1908, j'ai rapporté une série d'exemples, aussi nets, que ce dernier et aussi instructifs. Les malades dont je citais les observations étaient des dyspeptiques maigres, qui ont encore maigri, au cours du traitement qui a mis fin à leur dyspepsie.

Cinq années écoulées ont consacré le diagnostic et ont amplement rassuré ces malades, au nombre desquels figurait un médecin militaire que j'ai soigné avec le médecin-major RIBAUT; notre malade mesurait 1 m. 72, pesait 71 kilogr. et perdit 16 kilogr. en neuf mois. Il se maintient à 56 kilogr. depuis qu'il n'est plus dyspeptique, parce que ce poids minimum est son « poids physiologique ».

Je résumerai les lignes qui précèdent, en vous disant qu'il existe une catégorie de dyspeptiques maigres, dont le poids diminue parfois de 2 à 20 kilogr. et plus, au cours du traitement qui améliore peu à peu leur état et contribue à mettre un terme aux troubles digestifs dont ils souffrent.

Cette diminution de poids se poursuit, malgré une alimentation abondante et parfaitement tolérée.

Cette diminution de poids cesse le jour où les malades atteignent « leur poids physiologique », qui est donc inférieur au poids qu'ils ont eu à une époque de leur vie où ils ne paraissaient cependant pas gros.

Ces sujets se maintiennent à ce poids réduit aussi longtemps que leur santé reste normale.

Cette variété d'amaigrissement mérite d'être décrite, parce qu'elle est relativement assez fréquente et que l'ignorer expose à de pénibles erreurs de diagnostic.

Tel malade âgé, dyspeptique, maigrissant malgré une alimentation suffisante, peut ne pas être atteint de cancer et appartenir à cette classe de dyspeptiques.

Tel autre malade, jeune, dyspeptique, ayant une entérite rebelle, ne sera pas considéré, sans réserves, comme atteint d'entérite tuberculeuse, même s'il maigrit chaque semaine, lorsqu'on connaîtra l'existence de l'amaigrissement favorable chez certains dyspeptiques maigres.

J'ai été témoin d'erreurs semblables et de quelques autres, dans des cas où l'on rendait responsables de l'amaigrissement une maladie d'ADDISON fruste, une anémie pernicieuse, un cancer latent, etc. Je pense que si tous les malades étaient régulièrement pesés, ces faits seraient bien connus et, comme l'usage de la pesée se généralise, il devient opportun d'attirer l'attention sur cette variété d'amaigrissement : j'espère éviter ainsi au médecin et au malade des craintes inutiles.

Qu'est-ce qu'un dyspeptique maigre? C'est le malade dont on dit vulgairement (qu'on me pardonne l'expression) : « Il pourrait engraisser, sans que cela lui fasse de mal! » C'est le sujet qui, par conséquent, ne donne pas l'impression d'avoir de l'embonpoint et auquel on serait disposé à annoncer que son poids augmentera, le jour où ses fonctions digestives et intestinales seront normales, le jour où il s'alimentera bien, suffisamment, régulièrement.

Et pourtant son poids s'abaisse, en même temps qu'il s'achemine vers la guérison!

V

L'engraissement et l'amaigrissement au cours de l'ictère par rétention. — Leur valeur séméiologique.

Au cours du syndrome « ictère par rétention », caractérisé par tous les signes classiques, décoloration absolue des matières fécales, existence de pigments biliaires dans les urines, prurit, bradycardie, etc., nous avons observé, M. G. Caussade et moi, des malades dont le poids ne diminuait pas et d'autres dont le poids augmentait, malgré la très longue durée de l'ictère, puisque dans une de nos observations le malade fut ictérique durant six mois (1).

(1) G. Caussade et G. Leven, Société médicale des Hôpitaux de Paris, séance du 26 mars 1909.

Tous les auteurs affirment que l'ictère par rétention est un facteur constant d'amaigrissement et ils croient trouver dans les faits expérimentaux l'explication de cet amaigrissement. On sait, en effet, que tout malade, ou tout animal, porteur d'une fistule biliaire, maigrit rapidement, parce que les graisses ne sont pas digérées, la bile ne pénétrant pas dans l'intestin.

Ce rapprochement ne paraît cependant pas justifié, car la soustraction de liquide qu'entraîne pour l'organisme la perte complète de la bile suffirait à expliquer partiellement l'amaigrissement dû aux fistules, alors même que la bile n'aurait pas les très nombreuses propriétés qu'on lui connaît. L'observation clinique démontre d'ailleurs, que l'ictère par rétention ne détermine pas, par son existence seule, l'amaigrissement constaté chez certains ictériques. L'étude de l'évolution des malades, les interventions chirurgicales, les autopsies nous prouvent que l'ictérique par rétention, qui maigrit, est un malade dont l'ictère a une cause maligne, tandis que celui dont le poids reste fixe ou augmente est un malade dont l'ictère a une cause bénigne.

On conçoit donc la valeur séméiologique considérable de l'étude du poids de ces malades, lorsqu'on songe aux difficultés du diagnostic étiologique de l'ictère par rétention prolongé.

Tout malade ictérique a une anorexie plus ou moins complète; aussi devez-vous rattacher tout d'abord la diminution du poids à l'insuffisance de l'alimentation.

Avec une ration alimentaire constituée par un litre et demi de lait, divisé en 5 rations de 300 grammes, prises toutes les 3 heures, un ictérique par rétention doit conserver son poids, durant un séjour au lit, si prolongé que soit l'ictère.

Avec cette ration, souvent même il engraisse ou retrouve son poids primitif.

Un des malades du service, jeune homme de 18 ans, entra à l'hôpital pour un ictère consécutif à des excès de table et de boissons. A la suite de troubles gastro-intestinaux, qui avaient marqué nettement le début du mal, il avait commencé à maigrir. L'amaigrissement était visible en raison de la flaccidité des téguments et du facies émacié; il était justifié par les troubles gastro-intestinaux, par les vomissements, par la fièvre et par l'alimentation restreinte.

A son entrée dans le service, il était au quinzième jour de sa maladie et présentait tous les signes classiques de l'ictère par rétention. Il fut aussitôt soumis au régime lacté exclusif, dans les conditions indiquées précédemment.

		Kilogr.
Le 22e jour, il pèse.	. .	47,500
Le 27e	—	47,600
Le 30e	—	48,700
Le 34e	—	49
Le 40e	—	49,300
Le 47e	—	51

A partir du quarante-septième jour, le poids s'est maintenu, sans variations.

G. LEVEN. — La Dyspepsie. 13

Cette observation, intéressante et instructive, montre que l'augmentation de poids survient malgré la durée de la maladie, malgré l'apparition de la diarrhée à certains jours, malgré la persistance de l'ictère qui présenta trois poussées successives, caractérisées chaque fois par une élévation thermique et une recrudescence notable de la jaunisse.

Prenons encore, au milieu d'autres observations semblables, celle d'un malade dont l'ictère fut observé durant dix mois. Ce sujet engraissa de 2 kilogrammes, en un mois, étant soumis au régime lacté exclusif. Or, ce malheureux, dont l'ictère ne diminuait pas, fut opéré et mourut : l'exploration chirurgicale ne révéla pas l'existence d'un néoplasme sur le trajet des voies biliaires; la cause de la rétention biliaire demeura inconnue.

Nous savons, par conséquent, que l'ictère par rétention seul ne fait pas maigrir; que si l'ictérique suffisamment alimenté maigrit, il est nécessaire d'admettre que la cause de l'ictère est la raison déterminante de l'amaigrissement, après élimination des autres causes d'amaigrissement (tuberculose, diabète, diarrhées), susceptibles de coexister avec lui.

Il y a lieu également de s'assurer que le maintien du poids n'est pas réalisé par une augmentation de volume du foie, par des œdèmes qui masqueraient l'amaigrissement. De toutes ces observations, nous pouvons donc tirer les conclusions suivantes dont vous vérifierez la valeur dans votre pratique quotidienne.

·1º Tout ictérique par rétention, suffisamment alimenté, qui ne maigrit pas, n'est pas un cancéreux, quels que soient la durée de l'ictère et l'âge du malade.

2º Tout ictérique par rétention, suffisamment alimenté, qui maigrit, est un cancéreux.

J'ai souvent l'occasion de baser des diagnostics sur ces données cliniques et de les voir vérifiés. Le diagnostic exige donc une observation prolongée et des pesées régulières; il ne peut être fait immédiatement et vous devrez ne l'affirmer que munis de ces renseignements. Chez un de mes malades, homme de 69 ans, l'amaigrissement et l'ictère très foncé prolongé avaient fait conclure à un néoplasme des voies biliaires, l'absence de passé lithiasique et l'âge paraissant à son médecin des facteurs de certitude suffisants.

J'ai alimenté ce malade; son poids s'éleva graduellement et j'écartai alors le diagnostic de cancer. La maladie fut longue; mais le malade demeure guéri depuis trois ans.

VI

L'interprétation des pesées.

La pesée, qui fournit toujours des éléments précieux pour le diagnostic et le pronostic, est parfois l'origine d'erreurs graves, lorsqu'on l'enregistre sans l'interpréter; elle peut, en effet, tranquilliser ou inquiéter à tort malades et médecins.

Les malades se pèsent souvent, trop souvent eux-mêmes, et comme ils ne sont pas capables d'interpréter ces variations de poids, j'estime que leurs pesées sont plus nuisibles qu'utiles. Pour ce motif, je défends souvent à mes malades de se peser eux-mêmes et surtout de se peser trop fréquemment.

Je passerai en revue les causes *d'erreurs auxquelles on ne pense guère*, laissant de côté les erreurs banales qui dépendent de l'heure de la pesée, du poids des vêtements, de la vacuité ou de la nonvacuité des intestins et de la vessie, etc.

LES BOISSONS

Un malade vous consulte dans l'après-midi, au sortir de table; vous le pesez et trouvez un poids de 60 kilogrammes. Trois jours plus tard, à la même heure, il se pèse, après un repas semblable à celui qui a précédé la première visite. Son poids est tombé à 59 kilogrammes. C'est alors qu'il revient vous voir, en toute hâte, effrayé par cette rapide diminution de poids et craignant que le régime prescrit ne lui convienne pas.

Comme parmi les conseils donnés, il en était un relatif à la quantité des boissons, diminuée considérablement durant ces trois jours écoulés, cette diminution de poids est factice; il n'a pas maigri. Sa ration modifiée explique et justifie le kilogramme perdu.

L'erreur contraire n'est pas moins fréquente. Vos malades *augmenteront* d'un kilogramme, *sans engraissement*, comme d'autres *perdent* un kilogramme, *sans amaigrissement*, en augmentant spontanément ou d'après votre avis, la quantité des liquides au cours des repas.

STASE GASTRIQUE — HYPERTROPHIE DU FOIE

Lorsque vous traitez des malades dont l'estomac se vide mal, dans tous les cas où la stase gastrique est notable, ne vous hâtez jamais de dire que le malade a engraissé ou a maigri.

L'augmentation ou la diminution de la stase justifie des variations de poids qui atteignent souvent 2 kilogrammes.

Une perte de 1 à 2 kilogrammes, qui effraie, peut avoir une signification favorable, car elle démontre une plus grande perméabilité du pylore. Un gain de 1 à 2 kilogrammes, constaté avec joie, pourrait n'indiquer qu'une accentuation de la stase gastrique.

Les variations de volume d'un foie congestionné et surtout celles d'un foie cancéreux, dont l'accroissement est très rapide, augmentent le poids du malade, sans changer cependant le pronostic.

HYDRATATION ET DÉSHYDRATATION RAPIDES

J'observe souvent des sujets capables de gagner ou de perdre 3 à 4 kilogrammes en cinq ou six jours. Une aptitude spéciale à l'hydratation ou à la déshydratation explique seule ces variations de poids considérables.

En effet, un tel poids de graisse ne peut être fixé ou détruit dans un espace de temps si court; j'ai étudié autrefois cette question dans mon livre sur l'obésité et son traitement.

Cette hydratation se rencontre surtout chez des malades amaigris, qui ont eu une alimentation insuffisante, soit que des douleurs gastriques aient été un obstacle à l'alimentation, soit que des phobies les aient conduits à ne plus assez se nourrir.

Vous traitez un dyspeptique très gravement souffrant; vous craignez un cancer de l'estomac. Votre thérapeutique le soulage; il s'alimente mieux et son poids s'élève rapidement. L'augmentation de poids ne doit jamais vous autoriser à renoncer aussitôt à votre premier diagnostic. Il peut ne s'agir que d'un pseudo-engraissement.

A l'hôpital Lariboisière, dans le service du Dr GALLIARD, je choisis un jour un homme assez maigre pour montrer aux élèves la technique d'un examen de radioscopie gastrique. Ce sujet avait été hospitalisé par charité; il avait été trouvé mourant de faim dans la rue et ne présentait aucun symptôme morbide net.

L'examen radioscopique révéla, à notre grand étonnement, un cancer gastrique. Les élèves du service se refusaient à admettre mon diagnostic, prétextant que cet homme avait gagné 3 kilogrammes depuis son entrée à l'hôpital.

Il mourut quarante-sept jours après l'examen radioscopique et l'autopsie confirma le diagnostic (1).

L'hydratation simple est donc susceptible d'augmenter le poids des malades et cette hydratation peut même s'observer chez des sujets non brightiques. J'ai montré avec M. CAUSSADE la réalité de cette notion (2), qui a été confirmée par NOBÉCOURT et PROSPER MERKLEN (3). Ces auteurs en ont fourni une démonstration fort ingénieuse, en basant leurs recherches sur l'étude de la dilution du sang augmentée, sur l'élévation de la pression artérielle, sur la rétention du chlorure de sodium et de l'azote.

Les malades auxquels je fais allusion et dont les variations de poids dépendent de l'hydratation ou de la déshydratation sont toujours des sujets dont le cœur et les reins sont normaux, et par conséquent, chez eux, l'hydratation et la déshydratation

---

(1) J'ai publié cette observation avec BARRET, à la Société médicale des Hôpitaux, séance du 13 février 1908, et dans notre livre : *Radioscopie gastrique et maladies de l'estomac.*

(2) Société de Biologie, 19 mars 1904.

(3) Société de Pédiâtrie, mai 1906.

sont essentiellement distinctes de celles que l'on peut observer chez les cardiaques et les brigh-tiques.

Pour utiliser avec profit les renseignements four-nis par les pesées, vous devrez donc toujours avoir présentes à l'esprit les notions suivantes :

1º Tout sujet ou tout malade dont le poids augmente ou diminue n'est pas nécessairement un sujet ou un malade qui engraisse ou qui maigrit.

2º Les pesées doivent toujours être interprétées, pour éviter certaines causes d'erreur, trop souvent méconnues.

3º L'augmentation de poids d'un cancéreux peut être parfois rapide. Elle est cependant compa-tible avec l'existence d'un cancer.

4º L'hydratation et le déshydratation expliquent un grand nombre de variations de poids.

X

LA SYPHILIS GASTRIQUE

Fréquence de la syphilis gastrique. — La dyspepsie syphilitique guérie par le traitement spécifique, sans régime alimentaire spécial. — Ulcère et hémorragies gastriques syphilitiques. — Sténoses médiogastriques et pyloriques de nature
syphilitique. — Le petit estomac syphilitique. — La syphilis
gastrique qui simule le cancer de l'estomac. — Le traitement d'épreuve sera utilisé, avant d'affirmer l'existence
du cancer ou avant d'intervenir chirurgicalement.

Un clinicien, digne de ce nom, ne doit jamais
négliger la recherche de la syphilis acquise ou
héréditaire, au cours de l'examen d'un malade.
Il faut qu'il y pense, quels que soient son malade, son
âge, son sexe, sa situation sociale et morale. J'ajou-
terai même que si la syphilis est niée par le malade,
dans tous les cas où la thérapeutique usuelle de la
maladie observée n'a pas donné de résultats satisfaisants, il a le devoir d'agir, en supposant que
la syphilis existe, que la réaction de Wassermann
soit positive ou non.

Cette ligne de conduite lui assurera des guérisons inespérées, des guérisons de méningites, de tuberculoses, qui sont des syphilis méningées ou pulmonaires, des guérisons de cancers viscéraux qui sont des syphilis viscérales, etc...

Cette donnée est essentiellement applicable à la pathologie gastrique, car les travaux de ces années dernières démontrent, en effet, la fréquence relative et la multiplicité des formes de la syphilis gastrique.

Il existe des observations déjà anciennes de syphilis gastrique; deux exemples très démonstratifs se trouvent dans les cliniques (1) médicales d'ANDRAL (1854). Depuis cette époque, de nombreuses communications, de nombreux travaux cliniques et anatomo-pathologiques ont prouvé l'existence de la syphilis gastrique, et cependant vous rencontrerez des hésitations, des doutes, lorsque vous diagnostiquez une affection syphilitique de l'estomac.

J'espère vivement vous convaincre de la fréquence de la syphilis gastrique, en vous montrant ses variétés cliniques.

Si les observations de TOPINARD, de DUJARDIN-BEAUMETZ, de TROUSSEAU, de ROSONOW ne sont que des gastropathies chroniques, guéries seulement par le mercure et l'iodure de potassium, les travaux

---

(1) ANDRAL, *Clinique médicale*, Paris, 1834, t. II, p. 201, ou 4e éd. 1839, t. II, p. 191. Une de ces observations était prise dans la pratique de son père et rédigée d'après ses notes.

plus récents nous apportent, de plus, les preuves histologiques de la nature syphilitique des lésions (HAYEM, PATER).

Dans les derniers cas publiés, la réaction de WASSERMANN met en lumière la syphilis méconnue des malades, et, enfin, la radioscopie nous montre les modifications de forme de l'estomac, sous l'influence du traitement spécifique.

Comme je n'ai pas l'intention de vous exposer une étude anatomo-pathologique de la syphilis gastrique, je vous conseille de lire un article de M. G. LION (1) où vous trouverez résumées les données anatomo-pathologiques essentielles et des indications bibliographiques très complètes sur ce point spécial.

La syphilis donne naissance, nous dit cet auteur, à trois modes d'altérations : « Les productions gommeuses et sclérogommeuses, les ulcères et les cicatrices. Ces lésions ne sont que les trois stades d'un seul et même processus et peuvent se trouver réunies sur un même estomac. »

La nature des lésions, leur siège qui influence de façons diverses le fonctionnement physiologique de l'estomac, sont la raison d'être des formes multiples de la syphilis gastrique.

Bien que les cas de syphilis gastrique décrits appartiennent tous à la période tertiaire de la syphilis, je crois pouvoir vous démontrer que la syphilis

---

(1) G. LION, *Paris médical*, 3 juin 1911.

gastrique existe aussi à la période secondaire et que la *dyspepsie syphilitique* mérite une place en pathologie.

I

Dyspepsie syphilitique.

Si dans la classification des dyspepsies j'ai proposé de réserver une place à la dyspepsie syphilitique, c'est que sa réalité paraît démontrée par la clinique et la thérapeutique.

J'ai vu des malades, présentant des accidents syphilitiques secondaires, souffrant de troubles digestifs variés, répondant à des types cliniques divers, que le régime alimentaire et les médications antidyspeptiques n'améliorent pas, alors que le traitement mercuriel met fin à tous les symptômes gastriques.

Je vous ai souvent parlé de ce malade qui, à un premier interrogatoire, avait nié la syphilis et que j'avais soumis à un régime sévère pour modifier sa dyspepsie, caractérisée par du pyrosis, des douleurs vives persistant plusieurs heures après le repas. Au bout d'un mois de traitement, son état n'était pas modifié; à ce moment, il avoue avoir eu la syphilis qu'il nous avait tout d'abord dissimulée; je l'envoie à l'hôpital Saint-Louis pour y être soigné et je lui conseille de reprendre, durant le traitement, son alimentation normale. Le mercure fit disparaître tous les accidents dyspeptiques!

Des exemples de cette sorte me déterminent à prescrire toujours une cure mercurielle préalable à tout dyspeptique dont la syphilis est insuffisamment soignée et dont la dyspepsie ne paraît pas née sous l'influence des causes nombreuses, énumérées en étudiant l'étiologie de la dyspepsie.

Le malade doit être instruit par vous de l'influence de la syphilis sur l'état gastrique et il y a lieu de lui conseiller de ne vous consulter à nouveau que si le traitement mercuriel est sans effet : vous lui évitez ainsi les ennuis d'un régime alimentaire inutile et inefficace.

La dyspepsie avec tous ses aspects, avec toutes ses manifestations (douleurs, vomissements, anorexie, amaigrissement) se rencontre aussi à la période tertiaire, et les observations d'ANDRAL en sont des exemples d'autant plus intéressants, qu'ils sont les premiers décrits et que les résultats thérapeutiques furent remarquables.

II

Ulcère gastrique syphilitique.

L'existence de l'ulcus gastrique syphilitique est démontrée par de nombreuses observations, au premier rang desquelles méritent de figurer celles de M. A Fournier (1) et celles de Dieulafoy (2).

Le malade de Dieulafoy souffrait vivement de l'estomac depuis un an et demi et avait eu de fortes hématémèses à plusieurs reprises. Il avait été traité dans quatre services hospitaliers pour un ulcus gastrique et il allait être transféré dans un service de chirurgie, au moment où il entra dans son service. Dès la sixième injection mercurielle les douleurs cessèrent; à la quatorzième, il s'alimentait copieusement; en quatre semaines, ce moribond était guéri.

La malade de M. A. Fournier avait des hémorragies gastriques depuis quatre mois, et tous les traitements avaient été impuissants. Comme il l'avait soignée pour un rupia syphilitique du dos six ans auparavant, il prescrivit de l'iodure de potassium. « La guérison fut rapide, nous dit-il. Six à sept ans après, je vis entrer dans mon cabinet un véritable spectre, c'était cette femme. Elle arrivait d'Italie où elle avait été reprise de ses hématémèses; elle avait réclamé de l'iodure de potassium; mais les médecins n'avaient pas voulu lui administrer ce remède, disant que « ce serait sa mort ». Je l'ai cependant prescrit et j'ai assisté à une véritable résurrection. »

Cette crainte de la thérapeutique spécifique, qui existait, il y a quelque vingt-cinq ans, se retrouve encore de nos jours et elle démontre malheureuse-

---

(1) Fournier, Académie de Médecine, séance du 18 janvier 1898.
(2) Dieulafoy, *Clinique médicale de l'Hôtel-Dieu*, t. II, 1897-1898, p. 63 et suiv. (Masson et Cie, éditeurs.)

ment que la fréquence de la syphilis. gastrique est méconnue, aussi bien que celle de la syphilis intestinale.

J'ai rapporté à la Société de Thérapeutique (séance du 26 avril 1910) l'observation suivante que je dois à l'obligeance du Dr SOLOMON-ISER, qui a guéri une malade à laquelle un autre médecin refusait le mercure.

La malade, âgée de 45 ans, avait été soignée par lui en 1905; à ce moment, elle présentait des exostoses frontales, humérales et des lésions du nez. Le Dr LAURENS, consulté au sujet de ces lésions nasales, fit le diagnostic de syphilis et prescrivit un traitement mercuriel, qui mit fin à tous les accidents.

Le 1er novembre 1909, notre confrère revit la malade, qui avait des hématémèses et des mélæna depuis un mois et demi et que son médecin croyait atteinte d'un cancer gastrique.

En présence de ces accidents et du passé syphilitique, il fit à nouveau dix-huit injections de 0 gr. 01 de biiodure de mercure et donna 2 grammes d'iodure de potassium par jour. L'amélioration fut très rapide; les hémorragies cessèrent et la malade augmenta de 3 kilogrammes.

Le 18 janvier 1910, des hémorragies intestinales répétées apparaissent; elle rendait tantôt du sang rutilant, tantôt des mélæna; mais il ne se produisait plus d'hématémèses.

La malade redemande un traitement hydrargyrique qu'un autre médecin ne consent pas à instituer.

Elle rappelle alors le Dr S. ISER, qui arrêta les hémorragies intestinales avec quelques injections d'hectargyre.

Si la notion de l'utilité du traitement spécifique, dans les cas où la thérapeutique usuelle est inefficace, avait eu autrefois, à mes yeux, la valeur que je lui reconnais actuellement, j'aurais sans doute sauvé ce malade, traité par moi en 1907 pour un ulcère gastrique simple. Ce diagnostic était celui du médecin de Montpellier, qui avait envoyé le malade à Paris; le diagnostic avait été confirmé par une analyse de suc gastrique, faite par un chimiste très expérimenté.

L'état s'aggrava rapidement et cherchant, un jour, si le malade avait du muguet dans la bouche, je découvris une perforation de la voûte palatine, en voie de formation.

Je pensai alors seulement à la syphilis ; il était trop tard pour agir; ce malade mourut le lendemain. Or, dans la suite, j'eus la confirmation qu'il avait eu la syphilis; la preuve fut fournie par les accidents de syphilis héréditaire observés chez un de ses enfants.

III

Sténoses médiogastriques syphilitiques estomacs biloculaires.

La syphilis gastrique peut donner naissance à une sténose médiogastrique, à une biloculation de l'estomac. La première démonstration radiologique et clinique, en date, paraît être l'observation que j'ai publiée avec G. BARRET (1). Une observation presque analogue à la nôtre fut présentée quelque temps après à la Société médicale des Hôpitaux (séance du 19 mai 1911), par MM. BÉCLÈRE et BENSAUDE.

Les examens radiologiques nous ont permis de constater les modifications du trajet rétréci, sous l'influence du traitement iodo-mercuriel, grâce auquel nous avons guéri une malade qui nous avait été adressée avec le diagnostic de cancer gastrique.

Je vous résumerai cette observation dont tous les détails méritent d'être notés et commentés.

Une malade, âgée de 40 ans, arrivait de la Haute-Saône le 6 novembre 1909, dans le service du Dr CAUSSADE, qui était alors à l'hôpital Tenon.

Cette femme souffrait depuis cinq mois de douleurs vives dont elle indiquait le siège avec une grande précision, douleurs dont l'acuité était surtout grande deux heures après le repas et durant la nuit.

Elle accusait des douleurs médianes, en broche, celles que je vous ai appris à désigner sous le nom de douleurs solaires; elle nous signalait encore une

---

(1) G. LEVEN et G. BARRET, Société de Radiologie médicale de Paris, séances du 11 janvier, du 11 octobre et du 8 novembre 1910. — G. LEVEN et G. BARRET, Société médicale des Hôpitaux de Paris, séance du 25 février 1910. — G. LEVEN, Société de Thérapeutique, séances du 27 avril 1910, des 12 et 26 octobre 1910.

douleur latérale, dans l'hypocondre gauche, en un point très net, toujours le même.

S'agissait-il d'une douleur viscérale, localisée

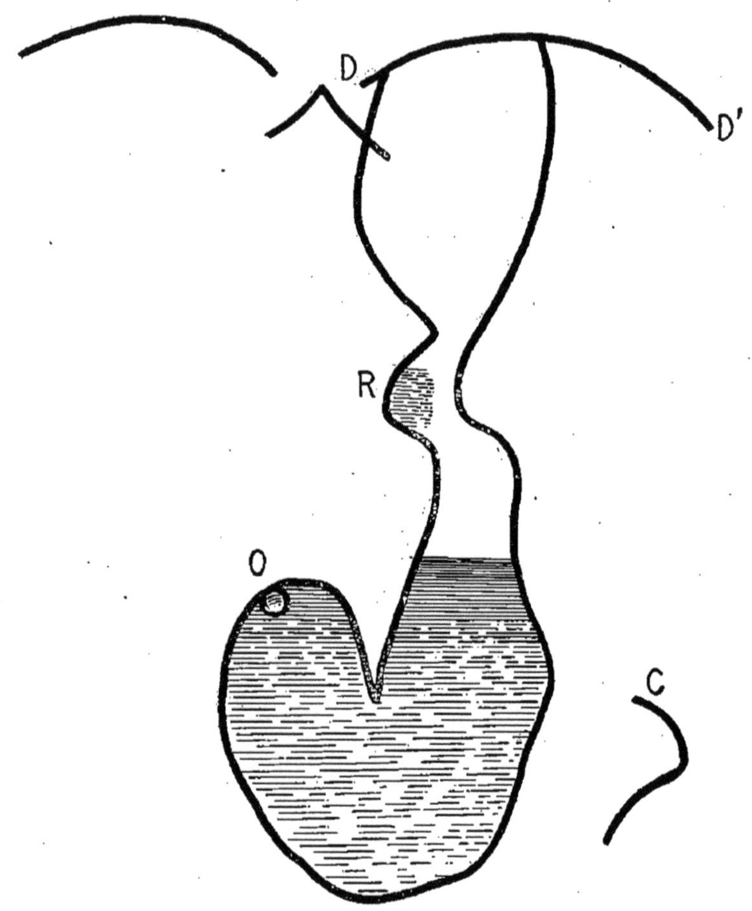

FIG. 11. — *Estomac biloculaire syphilitique.*
C, crête iliaque. — DD', diaphragme. — O, ombilic. — R, diverticule où s'accumulait le bismuth.

à l'estomac? La radioscopie devait nous renseigner et elle nous le démontra le jour suivant.

L'interrogatoire de la malade nous apprenait encore qu'elle avait des vomissements fréquents, souvent même après tous les repas.

Ces accidents expliquaient son anémie extrême et l'amaigrissement qui s'accentuait de jour en jour. Enfin, elle nous fit observer que son sommeil était compromis par les accès douloureux qui étaient surtout violents durant la nuit.

Le premier examen radioscopique révéla une déformation considérable de l'estomac que représente la figure 11.

Le bismuth lycopodé suivait un trajet sinueux et s'accumulait partiellement dans une sorte de diverticule, paraissant creusé sur le bord droit de l'estomac.

Le lait de bismuth gommé s'accumulait d'abord au-dessus du point rétréci, franchissait lentement le trajet sinueux et descendait enfin dans le cul-de-sac pylorique abaissé. La région sténosée, déformée ne s'élargissait pas, lorsqu'on essayait de faire refluer le liquide de bas en haut.

Le point douloureux latéral, indiqué par la malade, correspondait exactement à la région déformée. Il s'agissait bien d'une douleur viscérale!

A quelles conclusions cliniques et thérapeutiques fallait-il aboutir, en présence de ces renseignements?

Le diagnostic de sténose médiogastrique s'imposait évidemment; mais il était malaisé d'en préciser la nature. Cette sténose expliquait les vomissements. L'anémie et l'amaigrissement dépendaient peut-être de l'alimentation insuffisante; mais ces deux

symptômes pouvaient encore être justifiés par une
lésion cancéreuse.

Nous décidâmes de rester fidèle à notre ligne de
conduite habituelle, c'est-à-dire de demander
tout d'abord à un régime (repos absolu au lit et
régime lacté minimum) de nous renseigner sur
l'existence possible de phénomènes spasmodiques
au niveau de la lésion, phénomènes spasmodiques
qui compliquent et aggravent souvent la symptomatologie.

Dès le début de ce traitement nouveau, les
vomissements prennent fin, les douleurs solaires
cessent; l'appétit reparaît.

Mais, d'autre part, la douleur viscérale nocturne
reste la même; l'anémie ne se modifie pas et l'amaigrissement continue, malgré l'alimentation bien
tolérée.

La malade pesait, en effet :

		Kilogr.
Le 11 novembre	....	46,700
Le 20 —	....	44,180
Le 24 —	....	43,700

La lésion devait donc être de nature maligne,
car cette évolution spéciale, cette continuité de
l'amaigrissement, cette persistance de l'anémie
paraissaient le démontrer.

A ce moment, un traitement mercuriel fut institué, malgré l'absence de tous commémoratifs,
malgré les renseignements négatifs qu'avait bien
voulu me fournir son médecin.

Cette tentative est du reste toujours légitime dans des cas semblables, avant de confier un malade au chirurgien.

Le 6 décembre 1909, on commence à injecter chaque jour 0 gr. 02 de biiodure d'hydrargyre et à donner 3 grammes d'iodure de potassium par la bouche.

Dès la deuxième injection, la douleur viscérale, au point rétréci, commence à diminuer pour cesser peu après. Les exacerbations douloureuses nocturnes ne se produisent plus; le teint de la malade se modifie chaque jour et son anémie inquiétante diminue rapidement.

Enfin, l'amaigrissement continuel jusqu'au début des injections s'arrête, dès que le traitement spécifique est commencé.

Elle pesait :

	Kilogr.
Le 6 décembre.	43,700
Le 13 —	43,500
Le 20 —	45
Le 13 janvier 1911.	45,500

Le 8 janvier, au moment du deuxième examen radioscopique, fait en présence de M. BÉCLÈRE, nous constatons avec BARRET que la forme en baïonnette du trajet rétréci n'a pas notablement varié; mais que le trajet rétréci est plus souple, qu'il se laisse plus facilement franchir par le lait de bismuth. Les parois sont certainement plus extensibles.

A ce moment, la malade est guérie, au point de vue fonctionnel; elle s'alimente avec prudence; elle ne souffre plus, elle retrouve de jour en jour ses forces perdues. Les modifications de son teint, de son aspect étonnent tous ceux qui ont suivi quotidiennement l'évolution de son mal avant et durant le traitement spécifique.

Elle revint à l'hôpital le 10 octobre 1910; elle allait fort bien et avait encore augmenté de 3 kg. 500. Un troisième examen radioscopique ne révéla pas de nouveau changement dans la sténose médio-gastrique. Nous demandons alors au D^r JOL-TRAIN une réaction de WASSERMANN; elle fut positive.

J'écrivis aussitôt à son médecin pour le lui faire savoir et lui conseiller de reprendre immédiatement un traitement mercuriel méthodique.

Peu après, j'appris que notre malade était morte, en quelques heures, après avoir souffert de symptômes de péritonite aiguë.

Nous sommes autorisés à admettre qu'une perforation s'est produite au niveau de la région sténosée, et il faut conclure de cette fin si brusque que le traitement chirurgical, la gastro-entéros-tomie, doit être conseillé, après le traitement spécifique, lorsque l'amélioration anatomique paraît insuffisante.

Cette observation, que je n'ai pu vous présenter plus brièvement, met à nouveau sous vos yeux une série de données que nous avons passées en revue, au cours des précédentes leçons. Elle met en relief les deux douleurs gastriques, solaires et viscérales; les premières sont modifiées par le régime; les secondes ne sont influencées que par le traitement spécifique et ont comme caractéristique d'être nocturnes, parce qu'elles sont liées à la syphilis.

Elle vous montre la dissociation des symptômes dyspeptiques (douleurs solaires, vomissements, anorexie) et des symptômes de l'infection syphilitique (anémie, amaigrissement, douleur viscérale nocturne).

Elle prouve qu'il faut chercher et lutter avant d'abandonner un malade... à son cancer, quand bien même tous les symptômes paraissent le démontrer; car il n'est de diagnostic certain, qu'après une analyse longue et minutieuse de l'évolution des symptômes.

IV

Sténoses pyloriques syphilitiques.
Le petit estomac syphilitique.

Il est des sténoses pyloriques syphilitiques dont la symptomatologie est la même que celle des sténoses pyloriques d'origine cancéreuse.

Une observation de M. HAYEM rapporte l'histoire d'un malade, qui présentait des signes de grande dilatation avec stase, des vomissements de stase, une anorexie, un amaigrissement et un état cachectique qui firent poser le diagnostic de lésion néoplasique.

Le chimisme gastrique confirmait ce diagnostic; aussi la pylorectomie fut-elle pratiquée. L'examen de la pièce enlevée prouva qu'il s'agissait d'une lésion syphilitique, d'une infiltration gommeuse de l'anneau pylorique, ayant déterminé la sténose et la stase. Un traitement spécifique fut aussitôt institué et quatre ans après, le malade jouissait encore d'une santé parfaite (1).

Cette observation résume la symptomatologie de la sténose pylorique syphilitique, qui ne se différencie que par sa nature de toutes les autres sténoses organiques.

La dilatation et la stase la caractérisent, tandis que la variété que j'ai proposé de désigner sous le nom de petit estomac syphilitique avec G. Barret (2) est une forme de syphilis gastrique avec sténose pylorique et une induration étendue des parois, qui semble s'opposer à la dilatation rétro-pylorique.

Dans notre cas, en effet, la sténose pylorique n'était pas isolée; la rétraction de l'organe tout entier paraissait réalisée et l'on a le droit de pré-

---

(1) G. Hayem, *Presse médicale*, 18 février 1905.

(2) G. Leven et G. Barret, Société de Radiologie médicale de Paris, mai 1912. — G. Leven et M. Regnard, Société de Thérapeutique, 12 juin 1912.

sumer qu'il s'agit, au point de vue anatomo-pathologique, d'une sténose diffuse, d'une véritable linite
gastrite syphilitique.

Cette hypothèse, basée sur les constatations
radiologiques et les modifications de forme de l'estomac, sous l'influence du traitement spécifique,
est légitimée par les descriptions histologiques de
M. HAYEM, qui a décrit des lésions fibreuses ressemblant à l'épaississement pariétal, étudié sous le
nom de linite, envahissant les couches profondes
et contractant même des adhérences avec les
organes voisins.

Le malade, dont l'estomac nous paraît mériter
d'être désigné sous le nom de petit estomac syphilitique, était un homme de 47 ans, qui vînt me trouver
en février 1911. Il était alors traité pour des crises
de colique hépatique datant de trois ans. Une cure
à Vichy avait été faite sans profit. Les accès douloureux étaient de plus en plus violents, et comme
la morphine seule le calmait, son médecin lui avait
conseillé une intervention chirurgicale.

C'est à ce moment qu'il me consulta et que je
proposai un examen radioscopique. Nous consta-
tâmes avec G. BARRET une sténose pylorique, caractérisée par l'aspect que représente la figure 12.

Il n'y avait pas de stase ni de dilatation en arrière
de l'obstacle.

Un régime sévère retarda les crises, sans les
supprimer, et les accès reparurent très violents en
juillet, septembre et octobre 1911.

A cette époque, un deuxième examen radioscopique fut fait pour décider de l'opportunité d'une opération. L'estomac n'étant pas modifié sensiblement, je conseillai un traitement iodo-mercuriel, car le malade avait eu la syphilis, à l'âge de 22 ans,

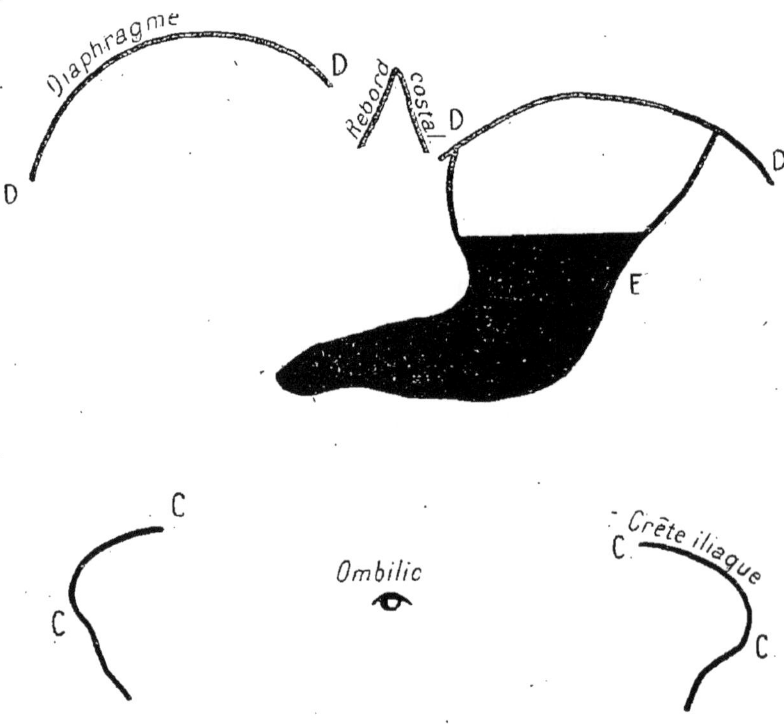

Fig. 12. — *Le petit estomac syphilitique.*
Aspect avant le traitement iodo-mercuriel.

et parce qu'une réaction de Wassermann, faite à ce moment, était positive.

Dans ce cas, une fois de plus, j'estimai nécessaire d'utiliser une thérapeutique spécifique, avant de recourir à la thérapeutique chirurgicale.

Depuis le traitement iodo-mercuriel subi à

deux reprises, c'est-à-dire depuis novembre 1911, le malade n'a pas eu une seule crise. Sa santé est redevenue normale (1).

La guérison anatomique vous sera démontrée par la figure suivante (fig. 13) :

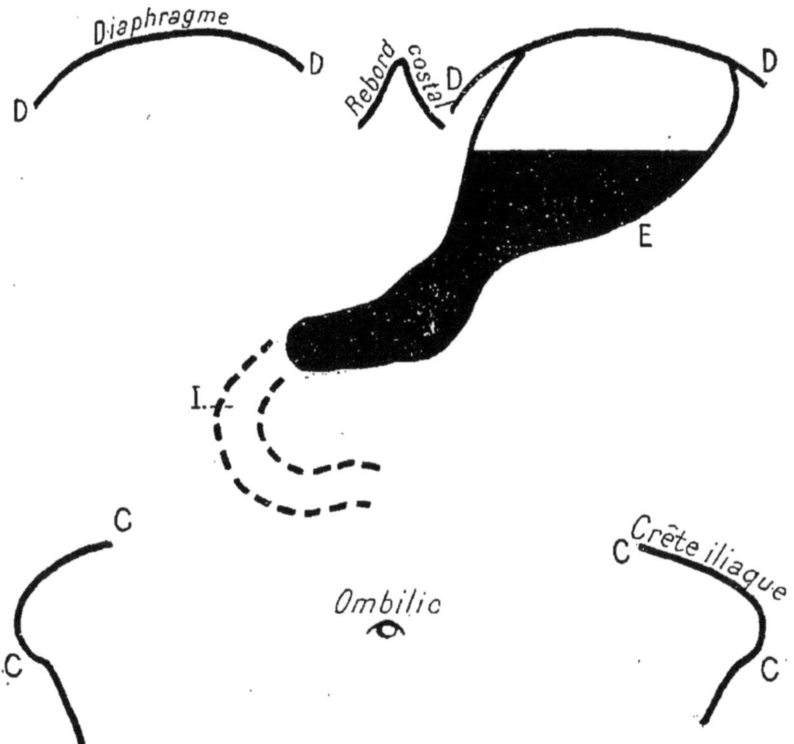

Fig. 13. — *Aspect après le traitement iodo-mercuriel.*

Cette figure indique bien les changements de forme, de position, de direction de la région pylorique et les modifications de l'aspect général de l'estomac.

(1) La guérison subsiste en juillet 1912.

*
* *

J'ai passé en revue toutes les formes cliniques de la syphilis gastrique, qui emprunte le masque de toutes les gastropathies. On dit de la syphilis qu'elle est « une grande simulatrice »; cette notion s'applique aussi bien à la syphilis gastrique qu'à la syphilis pulmonaire.

En fait, elle ne simule pas la dyspepsie, l'ulcère, les sténoses médiogastriques; elle crée de toutes pièces ces états morbides; elle ne simule, en réalité, que le cancer.

Mais, créatrice ou simulatrice, il faut la dépister, pour instituer en temps utile la thérapeutique qui transformera vos malades en quelques jours, pour utiliser le médicament qui rendra la santé à un malade paraissant condamné à mourir rapidement, parce que son mal semble implacable.

Vous aurez, dans certains cas, la bonne fortune de poser un diagnostic étiologique, lorsque l'interrogatoire, le passé pathologique, l'hérédité, une lésion suspecte lèveront tous vos doutes.

C'est ainsi qu'une radiculite a permis à MARCEL NATHAN (1) de guérir une gastropathie ancienne, d'origine spécifique!

C'est une perforation de la voûte palatine qui m'a révélé la nature syphilitique d'un ulcus gastrique!

____

(1) *Bulletin de la Société médicale des Hôpitaux de Paris*, 24 juin 1910.

Vous aurez encore les renseignements de la réaction de WASSERMANN pour vous guider.

Chaque cas particulier nécessitera une détermination spéciale : si la maladie n'a pas des allures trop graves, vous aurez le loisir d'examiner longuement le malade, de l'observer avec soin, en renouvelant les examens radioscopiques, en multipliant les enquêtes, à son sujet.

Cependant, quand les accidents se précipitent, lorsque les symptômes s'aggravent, lorsque les hémorragies gastriques ne s'arrêtent pas, lorsque les signes de cachexie s'accentuent, il devient indispensable d'agir rapidement.

Tentez le traitement iodo-mercuriel, lorsque la thérapeutique usuelle parait inefficace, et encore avant de conseiller une intervention chirurgicale, et enfin, avant d'affirmer que le malade est atteint d'un cancer gastrique incurable et inopérable.

L'APPENDICITE

LES ERREURS DE DIAGNOSTIC

Observations d'états morbides ayant des analogies cliniques
avec l'appendicite. — Les hyperesthésics localisées au point
de Mac Burney qui simulent l'appendicite. — Accidents douloureux, liés à l'évolution des règles, qui simulent l'appendicite.
— Crises gastriques douloureuses qui simulent l'appendicite.
— Diagnostics différentiels basés sur l'analyse du symptôme
hyperesthésie, sur l'observation et la suppression thérapeutique des règles douloureuses et sur la recherche de la « douleur-signal ».

La fréquence des appendicites diagnostiquées paraît dépendre
de ces multiples erreurs de diagnostic.

Je n'ai pas l'intention de vous exposer une étude
complète de l'appendicite; je désire vous indiquer
ce que je pense de ce sujet si important et si intéressant; je désire vous faire partager les émotions que
j'ai éprouvées le jour où j'ai combattu des diagnostics posés par des cliniciens autorisés, le jour où je
me suis refusé à laisser opérer des malades destinés
à être confiés sans délai au chirurgien.

De toutes les questions de pathologie abdominale que nous discutons le vendredi, la plus complexe, sans doute, est celle que je tenterai de schématiser, de simplifier aujourd'hui.

Il y a quelque vingt ans, au début de mes études médicales, les ovarites dominaient la pathologie de l'abdomen. Leur règne est passé; place à l'appendicite! On en parle à table, dans les salons; les mères discutent sur ce mal; les petites filles soignent l'appendicite de leurs poupées. Quel triste état d'esprit!

Faisons comme tout le monde; parlons d'appendicite, mais parlons d'elle comme elle le mérite.

OBSERVATION I.

Un jeune garçon, âgé de 10 ans, a, depuis plusieurs semaines, des crises abdominales douloureuses. Je le vois au cours de l'une de ces crises : sa physionomie reflète l'intensité de la douleur qu'il éprouve : le teint est pâle; la palpation de l'abdomen décèle une hyperesthésie cutanée très nette, au point de MAC BURNEY. L'enfant a eu des vomissements pendant les accès.

Le retour régulier des crises, le lundi, m'ayant un peu surpris, j'apprends que l'enfant a, en ce jour, une classe faite par un professeur qui le terrorise.

Cette terreur suffisait à expliquer le retour périodique des accidents gastro-intestinaux; la

localisation appendiculaire avait sa raison d'être
dans les conversations avec les camarades opérés
pour une appendicite.

Ainsi renseigné, je dis à l'enfant que l'appendicite changeait de place à son âge, et que, la
semaine suivante, si l'accès reparaissait, il aurait
la douleur du côté opposé, dans le flanc gauche,
en un point que je marquai sur la peau avec un
crayon bleu, dont on laissa subsister la trace.

Le lundi suivant, il eut une crise, comme les
lundis précédents, mais la douleur cutanée parut
au point indiqué au crayon bleu. Le traitement fut
bien simple : l'enfant fut confié à un autre maître;
il ignore, depuis ce jour, les crises... appendiculaires.

OBSERVATION II.

Un chirurgien très réputé me montra en décembre
1909 une jeune Américaine, âgée de 17 ans, opérée
récemment par lui. Il avait enlevé l'appendice
après avoir décidé l'intervention avec le médecin
de la malade, médecin et chirurgien ayant posé le
diagnostic d'appendicite.

Mon ami me demandait mon avis, parce que
l'opération n'avait pas supprimé les crises et aussi
parce que l'examen microscopique avait montré
que l'appendice était normal.

L'examen systématique de la peau de l'abdomen
révéla des zones d'hyperesthésie multiples, existant aussi bien au point de MAC BURNEY que sur

le point gauche correspondant, aussi bien sur la ligne médiane et autour de l'ombilic qu'au niveau de la vésicule biliaire.

D'autre part, en ces mêmes régions où la sensibilité superficielle était si vive, une pression profonde était à peine douloureuse.

Aux États-Unis, un médecin avait d'ailleurs affirmé l'existence d'une lithiase vésiculaire, confondant la sensibilité cutanée avec la sensibilité profonde. Cette jeune fille était sujette aux migraines et à des troubles dyspeptiques variés et fréquents.

Observation III.

En novembre 1904, un chirurgien provincial de grande valeur diagnostiquait une appendicite chez une jeune fille âgée de 18 ans, et assurait que l'opération s'imposait. La malade avait eu trois crises douloureuses, en juin et en octobre, dans la même année.

J'affirmai que les crises douloureuses étaient liées à la menstruation. L'évolution et la cessation des accès confirment encore aujourd'hui mon diagnostic.

Observation IV.

En juillet 1909, je suis consulté pour une malade âgée de 27 ans, qui est traitée pour une appendicite, dans une maison de santé de Versailles. Son médecin, certain du diagnostic, prétendait même sentir un abcès dans la fosse iliaque.

Cette malade, dont les menstruations étaient toujours douloureuses, avait pris une purgation au cours de ses règles. Le flux menstruel s'était aussitôt arrêté; une douleur très vive avait paru au voisinage du point de MAC BURNEY; en quelques heures, la physionomie s'était transformée : traits tirés, yeux cernés, teint pâle, facies péritonéal typique. De plus, la température s'était élevée; je mets sous vos yeux le tableau des températures axillaires :

	Température. — matin.	Température. — soir.
20 juillet 1909............	37°,4	38°,6
21 —	38°,0	38°,4
22 —	38°,4	38°,6
23 —	37°,8	37°,8
24 —	36°,8	37°,2
25 —	36°,4	36°,8
26 —	36°,1	36°,7

Connaissant l'existence des règles toujours douloureuses chez cette malade, sachant (1), pour l'avoir observé plusieurs fois, que l'arrêt brusque des règles peut provoquer l'hyperthermie, je conseillai l'expectation et j'affirmai même que je ne croyais pas à une appendicite.

Il y eut à lutter; la directrice de la maison de

____

(1) G. LEVEN, *Hyperthermie nerveuse chez la femme par irritation du système nerveux utérin; péritonisme.* (*Revue de Médecine,* mars 1900.)

santé prétendit (on me le conta dans la suite) que je commettais un crime, en ne laissant pas opérer, malgré l'avis des autres. Je tins ferme; les règles reparurent le quatrième jour; la fièvre cessa rapidement et la malade sortit, peu après, guérie.

Deux ans sont passés. Il n'y a plus eu... d'appendicite, parce qu'il n'y eut plus de règles douloureuses, grâce au traitement suivi.

Observations V et VI.

On les traitait aussi pour une appendicite chronique la jeune fille de 16 ans et le jeune garçon de 13 ans que je vous présente maintenant. Ils vous diront qu'on les soignait depuis plus d'un an. La mère de la jeune fille vous rappellera que la malade ne pouvait plus se tenir debout, pour exercer sa profession de blanchisseuse et qu'il lui avait été dit qu'il n'y avait point de salut pour son enfant, en dehors de l'opération. Je l'ai guérie en quinze jours; la guérison subsiste depuis dix-huit mois; sa santé générale est parfaite; elle ignore les règles douloureuses, les céphalées, les troubles digestifs variés qui la tourmentaient depuis des années.

La mère du jeune garçon vous racontera que son fils demeure guéri depuis deux ans, que les maux de tête qui l'empêchaient de travailler, que sa constipation opiniâtre ont pris fin en même temps que... l'appendicite.

Observation VII.

Vous pouvez apprécier la mine florissante de cet autre enfant de 13 ans, qui fut amené à ma consultation, il y a trois ans, porté dans les bras de sa mère.

Il ne pouvait marcher, parce que l'extension du membre inférieur droit exacerbait les douleurs de la fosse iliaque prédominantes au point de Mac Burney.

L'enfant n'avait pas de fièvre; son aspect était néanmoins inquiétant. Il avait été purgé pour combattre une constipation datant de plusieurs jours.

Peu après la purgation, des selles liquides et une crise abdominale très violente avaient fait leur apparition.

En quelques jours, ce jeune malade fut remis sur pied; il fallut plusieurs semaines pour restaurer les fonctions gastro-intestinales.

Observation VIII.

La jeune fille de 18 ans que vous avez devant vous était en pleine crise... d'appendicite, lorsque je la vis, il y a deux mois. Elle devait être opérée le lendemain (1).

____

(1) La guérison persiste depuis dix-huit mois.

Au cours de ma visite, j'ai fait cesser immédiatement la pseudo-crise appendiculaire, en relevant son estomac dilaté, cause de la crise aiguë. Pour rechercher la limite inférieure de l'estomac, j'avais utilisé le procédé de la « douleur-signal », dont je vous ai souvent entretenu, procédé aussi simple que précis.

OBSERVATIONS IX ET X

Dans une famille chilienne, j'ai pu, de la même façon, guérir instantanément, pour les mêmes raisons et par le même procédé, deux frères, de 13 et 16 ans. Du surmenage alimentaire et physique avait provoqué les crises; le fils aîné avait eu, au Chili, une crise analogue et le médecin avait conseillé l'intervention chirurgicale à la prochaine alerte.

Ma démonstration clinique, la brusque cessation de la crise ramenèrent le calme dans l'esprit des parents. Il eut été facile de parler dans cette maison d'appendicite familiale, les deux jeunes gens ayant eu recours à mes soins pendant un même hiver.

* *

Je vous ai résumé dix observations, prises au milieu de tant d'autres, recueillies depuis treize ans. Elles sont destinées à vous prouver qu'il est de nombreux syndromes, qui ne relèvent pas de l'appendicite et qui, cependant, sont considérés comme syndromes appendiculaires par des médecins et des chirurgiens éclairés.

Le temps a consacré mes diagnostics : j'aurais pu vous rapporter une de mes observations qui date de 1898 et qui a paru dans la thèse du Dr Dubois (1).

Je ne nie pas l'appendicite; je nie sa fréquence, je nie sa présence dans des observations où elle est affirmée et où elle n'est que simulée par d'autres états morbides.

Ce sont ces états morbides qu'il me reste à vous décrire et que je vous propose de classer en trois groupes distincts.

Les observations I et II rentrent dans le premier groupe de ma classification. Ce *premier groupe* est constitué par les malades chez lesquels l'*hyperesthésie cutanée*, localisée au point de Mac Burney, apparaissant sous forme de crise, liée ou non à des troubles gastro-intestinaux, *simule l'appendicite*.

Selon les cas, cette hyperesthésie est tantôt suggérée involontairement, tantôt de nature hystérique; parfois, elle se rattache à d'autres hyperesthésies systématisées de cause variable.

Le *deuxième groupe*, représenté par les observations III et IV, est constitué par les malades chez lesquelles *des accidents douloureux, liés à l'évolution*

---

(1) Dubois, *Appendicite et Hystérie*. (Thèse de Paris, 1900.)

des règles, susceptibles de s'accompagner d'hyperthermie (1), *simulent l'appendicite.*

Le *troisième groupe* (obs. V à X) est constitué par les malades dont *les crises gastriques douloureuses simulent l'appendicite.*

N'oubliez jamais l'existence des hyperesthésies cutanées abdominales et vous serez souvent en mesure d'affirmer que l'appendicite redoutée n'est qu'une hyperesthésie cutanée superficielle.

N'examinez jamais l'abdomen sans étudier la sensibilité cutanée; dans certains cas, en plissant le tégument, en déplaçant la peau, vous entraînez la douleur, vous modifiez le siège de l'hyperesthésie, qui se localise plus haut ou plus bas, à votre gré.

Il faut ensuite s'assurer que la pression profonde n'est pas douloureuse, à l'endroit où quelques instants auparavant cette pression paraissait éveiller la douleur.

Cette hyperesthésie cutanée est le plus habituellement liée à des troubles gastro-intestinaux. Ces troubles nécessitent des examens médicaux, et, inconsciemment, le médecin qui interroge suggère la localisation appendiculaire par ses questions.

Cette localisation est souvent aussi suggérée par la mère, qui, palpant l'abdomen de son enfant à tout propos et hors de propos, lui demande :

_____

(1) Dans mon travail paru dans la *Revue de Médecine* et cité plus haut, je propose de ne pas employer l'expression « fièvre nerveuse » et de parler d'hyperthermie nerveuse, car cette hyperthermie n'a pas la même influence que la fièvre sur la nutrition (urines, poids, etc.).

« As-tu mal ici? », lui désignant la région de MAC BURNEY, dont elle a appris le siège en suivant des enseignements hospitaliers dont il eut mieux valu qu'elle se passât.

Je vous ai montré (obs. I) que de jeunes camarades ont pu créer la suggestion nuisible, qu'un coup de crayon bleu a effacée.

Vous me demanderez comment l'on différencie les crises menstruelles des crises appendiculaires dans des observations (obs. III et IV) du genre de celles que je vous ai citées. Deux notions essentielles vous aideront dans votre diagnostic : tout d'abord, le retour de la fausse crise appendiculaire coïncidant avec le retour des règles; puis, l'influence de la thérapeutique.

La première notion peut ne pas vous satisfaire entièrement, parce que la poussée appendiculaire est susceptible, à la rigueur, de coexister avec la poussée ovarienne.

La deuxième notion, un véritable critère thérapeutique, est capable d'enlever toute hésitation. J'ai observé, en effet, que la suppression artificielle des douleurs menstruelles, obtenue une, deux ou trois fois, c'est-à-dire après une, deux ou trois apparitions de règles, réalise souvent la disparition définitive de la dysménorrhée.

Je conseille aux malades de s'aliter pendant la période menstruelle et durant les deux jours qui la suivent, de prendre chaque jour — à partir de l'instant où un symptôme quelconque précurseur des règles fait son apparition — un lavement ainsi préparé :

Eau chaude. . . . . 60 gr.
Laudanum. . . . . X à XII gouttes.
Bromure de sodium. . . . . . 1 gr. 50

Ce lavement sera pris pendant toute la durée des règles. Puis, matin et soir, durant une heure, au niveau de la région lombaire, les malades feront des applications humides et chaudes (cataplasmes, ouataplasmes, etc.).

Cette thérapeutique supprime la douleur artificiellement; généralement, dès la troisième menstruation, la menstruation devient facile et demeure facile dans la suite.

J'ai prouvé ainsi que la crise est due à la dysménorrhée et non à l'appendicite.

Il est bien évident que toutes les dysménorrhées ne sont pas influencées favorablement par ce traitement, mais un grand nombre d'entre elles lui doit sa suppression.

Pour rattacher les malades au troisième groupe et affirmer en pleine crise, si nettement appendiculaire qu'elle paraisse, qu'il ne s'agit que d'une crise gastrique douloureuse, chez un sujet dont l'estomac est dilaté, dévié vers la droite, le pylore occupant la région de MAC BURNEY (1), il est nécessaire de

(1) G. LEVEN et G. BARRET. *La région pylorique atteignant le point de Mac Burney; les faux diagnostics d'appendicite.* Présentation de malade. (Société de Radiologie médicale de Paris, 12 octobre 1909.) — G. LEVEN.

connaître le procédé de la « douleur-signal » (1).

Lorsque vous soupçonnez que le malade, dyspeptique habituellement, a un estomac allongé et dilaté, cherchez donc la limite inférieure de l'estomac; cette limite trouvée, en relevant ce bord inférieur avec la main, vous faites cesser instantanément la crise due, sans doute, au tiraillement du plexus solaire et aux conséquences réflexes de ce tiraillement.

Je ne prétends pas que toutes les fausses appendicites rentrent dans les trois cadres que j'ai tenté de tracer; je crois seulement qu'en attirant votre attention sur leur existence, je vous donne le moyen d'éviter simplement des erreurs de diagnostic trop faciles à faire, lorsqu'on a l'obsession de l'appendicite.

Vous me direz qu'un certain nombre de mes malades, opérés, auraient guéri. Je vous répondrai que l'intervention chirurgicale met un terme aux craintes du malade et de l'entourage, du malade qui n'ose plus s'alimenter, de l'entourage qui craint de voyager, de s'éloigner du centre où il trouvera l'opérateur, qui sera indispensable d'un instant à l'autre.

Quelques guérisons et en particulier la guérison des malades du troisième groupe tiennent à ce ce qu'ils ont consenti à se soumettre au repos

et G. Barret, *Diagnostic d'appendicite et radioscopie gastrique.* (*Presse médicale*, 1er décembre 1909.) — G. Leven, *La Radioscopie gastrique utilisée pour le diagnostic de l'appendicite.* (Société de Thérapeutique, 27 octobre 1909.)

(1) Voir la *Dilatation de l'estomac.*

au lit, après ouverture préalable de l'abdomen, à accepter un régime alimentaire spécial; toutes choses, repos et régime, qu'ils refusent au médecin.

Parvenu au terme de cette étude, laissez-moi vous exposer une dernière opinion : je crois que l'appendicite est une maladie évitable le plus souvent, évitable lorsque les lois de l'hygiène alimentaire et physique sont observées, lorsque les fonctions gastro-intestinales sont normales, et tout spécialement lorsque la constipation est traitée par une diététique convenable, au lieu d'être combattue au moyen de laxatifs et de purgatifs.

Si, enfin, l'appendicite existe, on peut la guérir avec un traitement médical. Dans l'immense majorité des cas, ce traitement médical évite les complications graves, soi-disant foudroyantes, imprévues.

Il ne faut recourir au chirurgien que pour le traitement des complications de l'appendicite.

XII

THÉRAPEUTIQUE GÉNÉRALE
DES DYSPEPSIES

La dyspepsie étant définie par l'irritation solaire, toute la thérapeutique doit tendre à diminuer cette hyperesthésie. — Des notions étiologiques précises sont indispensables pour formuler un traitement. — Le régime alimentaire seul ne guérit pas la dyspepsie, dans la majorité des cas. — Régime sévère : le régime lacté absolu minimum; la ration d'un litre et demi est une ration suffisante; mode d'administration du lait; cette ration est toujours bien tolérée. — Régimes intermédiaires; suppression graduelle du lait et réalimentation. — Régimes simples; aliments interdits; répartition des aliments.

I

THÉRAPEUTIQUE GÉNÉRALE

La thérapeutique générale des dyspepsies est dominée tout entière par la conception de la dyspepsie que je vous ai exposée dans les premières leçons et dont je vous ai tracé les manifestations les plus importantes au cours de nos entretiens de l'année.

Ce n'est pas une étude systématique que j'ai entreprise, comme vous avez pu le constater; je n'ai pas abordé les questions que vous retrouvez dans les traités spéciaux; je m'étais donné comme tâche de vous exposer des notions nouvelles sur quelques grands symptômes et quelques grands syndromes gastriques.

Ces leçons de pathologie digestive ne sont donc que des chapitres à ajouter à la suite de vos livres.

La même pensée me guidera aujourd'hui; je ne passerai pas en revue tous les régimes et toutes les médications; j'esquisserai seulement les données essentielles de thérapeutique gastrique, qui se déduisent de la définition de la dyspepsie qui fut notre guide, au cours de ces études successives.

Cette thérapeutique est simple, comme est simple cette conception de la dyspepsie : l'hyperesthésie, l'irritabilité, l'irritation du plexus solaire définissant la dyspepsie, il est nécessaire d'établir les causes déterminantes de cette irritation pour traiter la dyspepsie.

Comme l'étiologie de cette irritation varie à l'infini, il est indispensable de faire porter l'enquête étiologique dans tous les domaines où peut se trouver la cause de cette hyperesthésie.

Aussi longtemps que vous n'aurez pas précisé la raison ou les raisons d'être de cette hyperesthésie, la dyspepsie durera; toutes les tentatives thérapeutiques, tous vos efforts seront inefficaces.

Il est certain qu'un régime alimentaire améliorera le dyspeptique chez lequel des erreurs notables d'hygiène alimentaire ont engendré le mal; mais, si ce malade se livre à des travaux intellectuels excessifs, s'il a des préoccupations morales vives, la dyspepsie ne prendra fin que le jour où sera réalisée la suppression du surmenage intellectuel et du surmenage moral.

La dyspepsie a deux causes effectives, chez ce malade; il faut, pour la combattre, s'attaquer à ces deux causes agissantes.

Le dyspeptique, qui a une dilatation considérable de l'estomac, bénéficiera évidemment d'un régime alimentaire approprié à son état. Pour le transformer rapidement et le guérir, il est essentiel de relever l'estomac abaissé, dilaté, qui tiraille le plexus solaire et entretient ainsi l'hyperesthésie de ce centre nerveux.

La dyspepsie préalable a compromis la musculature gastrique; les altérations de cette musculature ont introduit un élément morbide nouveau, ont créé une cause nouvelle d'irritation solaire. La thérapeutique doit atteindre la dyspepsie dans toutes ses raisons d'être; s'il n'en est pas ainsi, elle demeure impuissante.

Lorsque des excès sexuels ont engendré la dyspepsie ou encore lorsque des excès sexuels sont commis par un malade dont la dyspepsie a une tout autre étiologie, l'affection gastrique sera rebelle à tous les régimes alimentaires, jusqu'au jour où le dyspeptique sera instruit des causes multiples de son mal.

Il résulte de ces considérations que le régime alimentaire seul est presque toujours insuffisant et que la guérison dépend de facteurs complexes. Cette donnée vous expliquera pourquoi tant de malades sont à « un régime », pendant des années, sans amélioration notable; aussi m'arrive-t-il souvent de dire à des malades de ne rien changer à l'alimentation déjà prescrite par des confrères, alimentation parfaite en tous points, et d'ajouter simplement les prescriptions complémentaires, qui doivent atteindre les causes extragastriques de la dyspepsie, négligées jusqu'alors.

Si la dyspepsie est d'origine réflexe pure, si, par exemple, elle est provoquée par un fibrome utérin, il ne faut pas s'attendre à guérir la malade avant l'ablation du fibrome.

Vous serez même autorisés à affirmer l'influence réelle du fibrome dans la genèse des symptômes gastriques, lorsque toutes vos tentatives thérapeutiques médicales ont échoué.

Il est cependant utile de prolonger ces efforts durant un temps assez long, pour ne pas s'exposer à recourir sans nécessité à l'intervention chirurgicale qui, lorsqu'elle n'est pas nécessaire, devient nuisible et exagère la gravité de l'état dyspeptique.

En diminuant le travail digestif, le travail intellectuel, le travail physique, etc., vous agissez sur le plexus solaire; vous supprimez des causes d'excitation de ce plexus; son irritabilité s'amoindrit, l'hyperesthésie se calme : la dyspepsie disparaît!

L'ablation du fibrome, aussi bien que le relèvement de l'estomac, tend vers un même but, la diminution de l'irritation solaire.

Le régime alimentaire a donc besoin d'auxiliaires nombreux; il les trouvera encore dans quelques très rares médicaments, le bismuth, le bromure de sodium, les opiacés qui constituent à eux seuls presque toute la pharmacopée dont vous me voyez faire emploi.

Ces médicaments sont des auxiliaires précieux, parce qu'ils diminuent l'hyperesthésie gastrique; c'est à ce titre, à ce titre seul que leur emploi est justifié. Le médicament, utilisé seul, ne guérit pas; il doit être considéré comme un procédé thérapeutique, qui concourt à l'œuvre commune.

Le rôle de la psychothérapie est de même nature. Cette psychothérapie est toujours utile; son emploi n'est jamais négligeable; isolée, elle est le plus souvent insuffisante, surtout quand les fonctions motrices sont altérées.

Lorsque nous disons à un malade qu'il peut s'alimenter et supporter ses aliments, au lieu de les lui faire craindre, de les lui faire redouter, nous modifions son état psychique et par conséquent son état gastrique.

Les malades, encouragés à s'alimenter sans peur, changeant de milieu et de traitement, ne vivant plus de l'existence spéciale que leur alimentation particulière avait nécessitée, se trouvent mieux et paraissent digérer tous les aliments. Un régime n'avait pas modifié leur état; la dyspepsie cesse lorsque le régime est supprimé.

Quelques médecins en concluent avec Dubois (de Berne) et M. Déjerine que les troubles dyspeptiques étaient des manifestations de psychonévroses et que la psychothérapie a triomphé du mal. Cette interprétation contient une part de vérité : le cerveau agit sur le plexus solaire plus efficacement que tout autre centre nerveux pour en troubler le fonctionnement ou pour le régulariser. Toutes les considérations, relatives aux causes extragastriques de la dyspepsie, viennent, d'ailleurs, étayer cette opinion.

Ces mêmes auteurs prescrivent le lit et le régime lacté absolu à leurs malades. Or, cette double pratique n'est-elle pas à la base du régime que nous utilisons pour traiter les dyspepsies les plus graves, celles-là même qui sont compliquées de dilatation extrême de l'estomac, ou encore les formes les plus sévères des retentissements dyspeptiques (asthme, goutte, rhumatismes déformants)?

Dubois et M. Déjerine ont donc fait plus que de la psychothérapie, puisqu'ils ont institué le régime que je considère comme le plus sévère et le plus efficace, régime dont vous avez souvent apprécié les résultats heureux.

Guérir sans prescrire de médicaments n'est pas une formule de psychothérapie!

II

Régimes alimentaires.

Vous avez remarqué, sans doute, que je n'ai fait imprimer pour les malades de la consultation que deux types d'ordonnances : les unes contiennent les notions relatives au régime lacté absolu, le régime sévère, le régime des formes graves de la dyspepsie; les autres renferment les indications concernant le régime simple, applicable aux cas bénins.

A côté de ces deux ordonnances extrêmes, j'en formule une série d'autres, qui sont des ordonnances de transition entre les modèles imprimés.

1° RÉGIME LACTÉ

Tel que je le prescris, le régime lacté absolu présente deux particularités essentielles : c'est un régime lacté minimum, d'une part; c'est, d'autre part, un régime dont la durée est presque toujours brève, car elle ne dépasse pas dix ou quinze jours, hors les cas où un ulcère, un cancer, des retentissements nutritifs graves (rhumatisme chronique, goutte, etc.) nécessitent sa prolongation, pendant un temps très variable.

C'est un régime lacté minimum, puisque la ration

des vingt quatre heures ne s'élève qu'à 1500 grammes; c'est « un régime réduit » et non pas un « régime insuffisant », comme l'appelle le P^r MAU-REL (de Toulouse) (1).

Ce régime est, en effet, suffisant pour un malade en traitement au lit ou se livrant à un travail peu fatigant, car la pesée montre la fixité du poids du corps, à 200 ou 300 grammes près, lorsque ce régime est prolongé durant quinze, vingt et trente jours même.

Il est certain que cette ration alimentaire, évaluée en calories, est fort réduite; si donc elle semble suffisante, c'est que nos connaissances sur les besoins alimentaires de l'organisme sont suscep-tibles d'être revisées. Cette opinion aura, sans doute, l'approbation des médecins, qui ne sont pas des chimistes purs ou des physiciens irréductibles.

L'abaissement du taux de la ration classique permet au malade de réaliser d'importantes écono-mies, au cours de son traitement. Les dépenses d'une administration hospitalière seraient ainsi également diminuées, au chapitre de la Consomma-tion annuelle du lait.

Ce régime lacté minimum est toujours bien toléré par les malades, par tous les malades; je n'observe jamais l'intolérance du lait, la diarrhée, la constipa-tion notées par les auteurs et, par conséquent, je

---

(1) G. LEVEN, *IIIe Congrès international de Physiothérapie*, 29 mars-2 avril 1910. Comptes rendus et communications, p. 1040.

ne puis partager l'opinion de ceux qui signalent la nocivité et les dangers du régime lacté.

Cette intolérance, cette nocivité apparente, ces troubles intestinaux ne sont dus qu'aux rations excessives; leur raison d'être me paraît démontrée par les recherches que j'ai faites avec G. BARRET sur la durée de séjour du lait dans l'estomac (1).

Nos examens radioscopiques nous ont appris que 200 à 300 grammes de lait pur ou de lait coupé d'eau restent dans l'estomac de deux heures quarante-cinq à trois heures. Cette longue durée de séjour du lait dans l'estomac suffirait seule à expliquer les incidents du régime lacté classique. Le malade, qui doit absorber trois à quatre litres de lait par vingt-quatre heures, est obligé de faire des repas trop rapprochés; le repas précédent n'est jamais digéré, lorsqu'il absorbe une nouvelle quantité de lait; il en résulte la production de l'indigestion, du dégoût de cette alimentation, de la diarrhée ou de la constipation, voire même l'apparition d'accidents plus graves.

Cette ration de 1500 grammes doit être prise par tasse de 300 grammes, toutes les trois heures, c'est-à-dire cinq fois par jour, entre 7 heures du matin et 7 heures du soir.

Il est indispensable de prescrire le lait tiède ou chaud, car le lait froid est toujours indigeste. Vous autoriserez les malades, qui n'aiment pas le lait,

_____

(1) *Radioscopie gastrique et maladies de l'estomac*, p. 76.

à en masquer le goût par l'addition de café léger, de caramel, de vanille, d'eau de fleurs d'oranger, de thé, de café de gland doux.

Lorsqu'il est nécessaire de réduire au minimum le travail digestif, le lait sera coupé, en proportions variables, avec des tisanes de mauve, de feuilles d'oranger, de tilleul, de sauge, ou même avec de l'eau pure. Je ne prescris jamais le coupage avec des eaux minérales et je vous mets surtout en garde contre les inconvénients des eaux minérales gazeuses, données en même temps que l'aliment.

L'addition de sucre augmentera la valeur nutritive de cette alimentation réduite, lorsqu'il vous paraîtra opportun de nourrir plus copieusement votre malade.

Prescrivez toujours des lavages soigneux de la bouche après chaque prise de lait et autorisez l'absorption supplémentaire de 250 à 300 grammes d'infusions chaudes, lorsque les malades sont incommodés par la soif, inconvénient tout à fait exceptionnel.

Vos malades seront surpris de s'habituer aisément à ce régime, de le tolérer parfaitement, alors que, dans le passé, ils n'avaient jamais supporté le régime lacté; ils ne seront pas moins étonnés de constater que leur faim est largement satisfaite avec une semblable alimentation.

Lorsque des raisons spéciales, et je vous en ai signalé quelques-unes, ne légitiment pas la prolongation du régime lacté absolu, je diminue peu à peu le nombre des repas lactés, auxquels sont substitués d'autres aliments, en procédant de la manière suivante.

Je remplace le troisième et le cinquième repas de lait par des potages au lait, puis par des purées de pommes de terre, des pâtes, du riz; 150 à 200 grammes pesés cuits suffiront pour cette substitution. Peu à peu, à ces repas composés d'abord d'un mets unique le malade ajoute des jaunes d'œufs, puis un œuf entier, des crèmes cuites, des entremets à la semoule, au tapioca.

Plus tard, sans qu'il soit possible de préciser le moment, le lait sera supprimé dans la journée et ne constituera plus que le premier repas du matin. A cette période du traitement, votre malade ne fera plus que trois repas par jour; chacun d'eux sera suffisant, car il sera composé d'œufs, de poissons cuits au court-bouillon, de viandes bien cuites, de légumes variés, d'un entremets, de compotes de fruits ou de fromages frais.

Chaque menu ne comportera cependant que trois plats, choisis parmi les mets permis; il est nécessaire d'indiquer au malade que, s'il commence son repas en prenant des œufs, il n'est autorisé à prendre ensuite que des légumes et un dessert; qu'au repas suivant il remplacera les œufs par du poisson, et à un autre repas, il aura de la viande au lieu de poisson.

Souvent, au cours de ces régimes successivement de moins en moins sévères, j'intercale un jour de régime lacté absolu, tous les 3, 4, 5 ou 8 jours, quand l'ancienneté du mal ou des incidents pathologiques justifient ce retour au régime du début.

Mais, cependant, défiez-vous toujours du régime lacté prolongé à l'excès ; n'ayez pas la crainte d'exciter un peu l'estomac ou le désir de le laisser trop longtemps au repos. Ce viscère a besoin d'excitations suffisantes pour provoquer des sécrétions, un travail moteur nécessaires ; son excitant physiologique est l'aliment et, parmi ces aliments, la viande, en petite quantité, est le plus propre à engendrer ces excitations utiles à sa vie normale.

Aussi, aurons-nous toujours recours, en temps utile, à l'emploi de la viande, plutôt qu'à l'utilisation des nombreux médicaments réputés capables de favoriser le travail digestif.

Le malade arrivera donc graduellement, grâce aux additions alimentaires successives, à n'être plus soumis qu'au régime simple, le régime des dyspepsies légères, dont la simplicité vous surprendra peut-être, tant sont peu nombreuses les restrictions qu'il comporte.

2º RÉGIMES SIMPLES

L'ordonnance imprimée, remise aux dyspeptiques dont le mal est récent et caractérisé par des symptômes peu sévères, prescrit seulement la suppression du vin, de la bière, des liqueurs, du pain, des choux, des choux-fleurs, des haricots verts, des poissons gras, des aliments gras ou huileux, vinaigrés ou épicés.

Elle prescrit encore le repos après le repas, une mastication soigneuse et l'emploi de l'eau ou de tisanes, aux repas, en guise de boissons.

Cet énoncé vous montre combien cette diététique est simplifiée. Toutefois, sa simplicité n'exclut pas des commentaires, qui sont souvent fort longs à exposer au malade. Apprenez-lui la raison d'être de chacune de ces prescriptions, la nécessité absolue de chacune d'elles. L'ordonnance qu'il emportera précise la nature des boissons permises; enseignez-lui aussi comment il doit boire, lorsque vous avez diagnostiqué, par exemple, la dilatation gastrique. Je vous ai développé assez longuement ces notions dans une des premières leçons, pour ne pas vous entretenir à nouveau de ce sujet si intéressant.

Il faut affirmer au malade que ce régime sera suffisant, à la condition toutefois d'être scrupuleusement observé.

Aucun détail de l'alimentation ne sera laissé à son initiative. C'est ainsi que vous lui direz que son repas le plus copieux doit être fait à midi ou le soir, selon les circonstances de sa vie professionnelle ou sociale. C'est l'heure de la journée, où il dispose d'un temps suffisant pour le repos après le repas, qu'il faut consacrer à l'alimentation la plus abondante; aussi ne conseillez pas systématiquement le repas léger, le soir; c'est fréquemment la prescription inverse qui convient le mieux, pour les raisons que je viens d'invoquer.

Lorsque le malade prend tardivement le repas du soir, autorisez-le à goûter avec modération, le plus loin possible du repas de midi, pour que la digestion de ce repas précédent ne soit pas entravée par l'absorption nouvelle d'aliments ou de boissons.

Avec ces notions générales d'hygiène alimentaire, vous possédez les éléments essentiels relatifs à l'alimentation de tous les dyspeptiques, quelle que soit la gravité ou la bénignité de leur mal, quels que soient les retentissements de la dyspepsie.

Ces notions vous serviront à formuler les traitements alimentaires, qui conviennent à toutes les variétés des états dyspeptiques que vous parvenez à guérir, quand vous en avez pénétré la pathogénie.

TABLE DES NOMS D'AUTEURS CITÉS

TABLE DES MATIÈRES

III. — Le symptôme Douleur en pathologie gastrique

IV. — La dilatation de l'estomac.

V. — Asthme, dyspnée et toux gastriques.

VI. — L'aérophagie.

B — 8785. — Libr.-Impr. réunies, 7, rue Saint-Benoît, Paris.

9 782019 287665